Hefte zur Unfallheilkunde

Beihefte zur Monatsschrift für Unfallheilkunde

Herausgegeben von J. Rehn und L. Schweiberer

Heft 120

Knochenverletzungen im Kniebereich

2. Reisensburger Workshop zur klinischen Unfallchirurgie, 18.–21. September 1974

Herausgegeben von

Caius Burri · Axel Rüter · Walter Spier

Unter Mitarbeit von

W. Bandi (Interlaken), C. Burri (Ulm), E. Courvoisier (Genf),
F. Freuler (St. Gallen), P. Hamacher (Oldenburg), K. Hell (Basel),
G. Hierholzer (Duisburg), U. Holz (Tübingen),
F. Klapp (Homburg/Saar), E. Kuner (Freiburg), R. Labitzke (Bochum),
F. Magerl (St. Gallen), E. Muggler (Aarau), G. Muhr (Hannover),
A. Pannike (Frankfurt), J. Rehn (Bochum), G. Ritter (Mainz),
A. Rüter (Ulm), H. Scholze (München), L. Schweiberer (Homburg/Saar),
W. Spier (Ulm), D. Terbrüggen (Liestal), O. Trentz (Hannover),
H. Tscherne (Hannover), S. Weller (Tübingen), H. Wenzl (München)

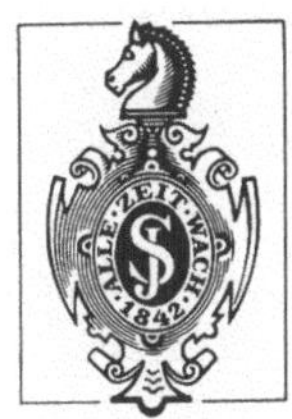

Springer-Verlag
Berlin · Heidelberg · New York 1975

Herausgeber:

Prof. Dr. Jörg Rehn, Chirurgische Klinik und Poliklinik
der Berufsgenossenschaftlichen Krankenanstalten „Bergmannsheil",
4630 Bochum, Hunscheidtstraße 1

Prof. Dr. Leonhard Schweiberer, Direktor der Abteilung für Unfallchirurgie der Chirurgischen Universitätsklinik, 665 Homburg

71 Abbildungen

ISBN-13: 978-3-540-07200-3   e-ISBN-13: 978-3-642-80932-3
DOI: 10.1007/ 978-3-642-80932-3

Vom 18.–21. September 1974 fand auf der Reisensburg der
2. unfallchirurgische „Workshop" statt. Diese Art einer Tagung
unterscheidet sich wesentlich von der Arbeitsweise herkömmlicher
Kongresse. Es soll davon abgegangen werden, Haupt- und Coreferate
mehr oder weniger beziehungslos nebeneinander zu stellen
und dann dem Hörer die Synthese künftigen eigenen Vorgehens
zu überlassen. Der „Workshop" ist eine Klausurtagung, auf der zwar
auf Übersichtsreferate nicht verzichtet werden kann. Diese Vorträge
sind jedoch nicht das Kernstück des Treffens, sondern sollen Anstoß
geben zu intensiver Diskussion. Dabei sollen auch detailierte Einzel-
heiten der Indikation und Operationstechnik angesprochen werden.
Die Bewertung der Ergebnisse gewinnt durch Sammelstatistiken aus
verschiedenen Kliniken an Aussagekraft, besonders wertvoll sind die
Erkenntnisse aus unbefriedigenden Resultaten. Ein solcher Erfahrungsaustausch ist nur im kleinen Kreis von Chirurgen und Orthopäden
möglich, die an unfallchirurgischen Schwerpunkten tätig sind.

Der 2. unfallchirurgische „Workshop" befaßte sich mit den
knöchernen Verletzungen im Kniebereich. Die 26 Teilnehmer versuchten, eine Übersicht über Pathophysiologie, Bruchformen,
therapeutisches Vorgehen und Ergebnisse zu geben. Der Band bringt
die Referate und die in gemeinsamer Aussprache erarbeiteten
Empfehlungen.

Im Dezember 1974   Die Herausgeber

Inhaltsverzeichnis

Bandherausgeber

Prof. Dr. C. Burri, Abteilung für Unfallchirurgie der Universität,
D-7900 Ulm

Dr. A. Rüter, Abteilung für Unfallchirurgie der Universität,
D-7900 Ulm

Dr. W. Spier, Abteilung für Unfallchirurgie der Universität,
D-7900 Ulm

Mitarbeiter

Prof. Dr. W. Bandi, Chirurgische Abteilung des Bezirksspitals,
CH-3800 Interlaken

PD Dr. E. Courvoisier, Orthopädische Universitätsklinik,
CH-1211 Genf

Dr. F. Freuler, Kantonsspital, CH-9001 St. Gallen

Dr. P. Hamacher, Pius-Hospital, D-2900 Oldenburg

Dr. K. Hell, Chirurgische Universitätsklinik, CH-4004 Basel

PD Dr. G. Hierholzer, Berufsgenossenschaftl. Unfallklinik,
D-4100 Duisburg

Dr. U. Holz, Berufsgenossenschaftl. Unfallklinik, D-7400 Tübingen

Dr. F. Klapp, Abteilung für Unfallchirurgie, Chirurgische Universitätsklinik, D-6650 Homburg/Saar

Prof. Dr. E. Kuner, Abteilung für Unfallchirurgie, Chirurgische
Universitätsklinik, D-7800 Freiburg

Dr. R. Labitzke, Chirurgische Klinik der Berufsgenossenschaftl.
Krankenanstalten „Bergmannsheil", D-4630 Bochum

VIII

Dr. F. Magerl, Kantonsspital, CH-9001 St. Gallen

Dr. E. Muggler, Kantonsspital, CH-5001 Aarau

PD Dr. G. Muhr, Abteilung für Unfallchirurgie, Chirurgische
Universitätsklinik, D-3000 Hannover

Prof. Dr. A. Pannike, Abteilung für Traumatologie, Klinikum der
Johann Wolfgang-Goethe-Universität, D-6000 Frankfurt

Prof. Dr. G. Ritter, Unfallchirurgische Abteilung der Chirurgischen
Universitätsklinik, D-6500 Mainz

PD Dr. H. Scholze, Chirurgische Universitätsklinik rechts der Isar,
D-8000 München

Dr. D. Terbrüggen, Chirurgische Abteilung, Kantonsspital,
CH-4410 Liestal

Dr. O. Trentz, Unfallchirurgische Abteilung der Medizinischen
Hochschule, D-3000 Hannover

Prof. Dr. H. Tscherne, Unfallchirurgische Abteilung der Medizinischen Hochschule, D-3000 Hannover

Prof. Dr. S. Weller, Berufsgenossenschaftl. Unfallklinik,
D-7400 Tübingen

PD Dr. H. Wenzl, Chirurgische Universitätsklinik rechts der Isar,
D-8000 München

I. Die distale Oberschenkelfraktur

Ursachen, Formen und Begleitverletzungen der distalen Oberschenkelfraktur

E. H. Kuner

Die distale Femurfraktur erhält ihre Bedeutung durch die unmittelbare Nähe zum Kniegelenk und die Nachbarschaft der Vasa femoralia bzw. poplitea und des N. ischiadicus bzw. seiner beiden· großen Aufzweigunge: (N. tibialis und N. peronaeus communis). Daneben zeichnet sich gerade diese Frakturlokalisation durch eine hohe klinische Wertigkeit aus, weil sie durch die Motorisierung an Häufigkeit zugenommen hat und mit ihr oft schwere Begleitverletzungen kombiniert sind. Dementsprechend ist bei der Versorgung meist der Gesamtbereich der Traumatologie angesprochen. Dies geht schon aus der Tatsache hervor, daß in einem Krankengut unserer Klinik aus den Jahren 1959 bis 1968 in fast 2/3 aller Fälle zusätzliche Verletzungen vorlagen und eine hohe Mortalität von 8,2% bestand.

Im Hinblick auf Unfallmechanismus, Frakturformen, allgemeine und lokal· Komplikationen sowie auf die einzuschlagende Therapie gestatten Sie mir einen kurzen Rückblick auf die Anatomie dieses Bereiches.

Das Femur ist von einer mächtigen Muskelmasse umgeben, die im distalen Bereich in sehnige Anteile ausläuft. Gleichzeitig dient dieser als Ursprungsort für Führungsbänder des Gelenkes sowie als Ansatz der beiden Köpfe des Musculus gastrocnemius. Der Femurschaft selbst verläuft mit einer leichten Krümmung, deren Konvexität nach vorne gerichtet ist. Die Compacta geht nach distal in spongiös aufgelockerten Knochen mit sehr dünner Rinde über. Dabei verbreitert sich das Knochenende um das Zweieinhalbfache des Schaftes (BENNINGHOFF u. GOERTTLER, 1964). Dieses stellt eine quergestellte Walze dar, welche durch die Fossa intercondylica von hinten in 2 überknorpelte Schenkelrollen, die Condyli femoris, unterteilt wird. Nach lateral und medial außen tragen diese jeweils Epicondylen. Wird das Femur senkrecht gestellt, reicht der mediale Condylus tiefer herab, als der laterale. Dieser Umstand wird durch die physiologische "X"-Beinstellung nahezu ausgeglichen. Der Winkel zwischen der Gelenkfläche und der Femurachse beträgt lateral 81ᵒ und medial 99ᵒ. Die Condylenplatte der AO trägt dieser Tatsache Rechnung. Ein zweiter Punkt ist die Form des Condylenmassives. Mit der Frontalebene bildet die Corticalis des medialen Condylus einen Winkel von ca. 60ᵒ. Dies bedeutet, daß die Condylen ventral deutlich schmaler sind als dorsal.

Die Krümmung der Condylen nach hinten verläuft "spiralig" (BENNINGHOFF u. GOERTTLER, 1964) bzw. "schneckenförmig" (BÜRKLE de la CAMP, 1960). Dadurch wird die Inkongruenz mit zunehmender Beugung größer, und die Druckübertragung zum Tibiakopf erfolgt auf einer wesentlich kleineren Fläche, als dies bei der Streckung der Fall ist. Die Druckmehrbelastun(der Tibia bei gebeugtem Kniegelenk wird z. T. wieder reduziert durch die Vermittlung der Patella, mit der das distale Femurende über seine Facies patellaris in gelenkiger Verbindung steht. Die Kniescheibe wandert bei maximaler Beugung relativ 5 bis 7 cm am Femur nach unten und drückt mit erheblicher Kraft gegen die femorale Unterlage. Kommt eine

Stoßkraft hinzu, wie etwa beim Springen oder Abfangen eines Sturzes, kann diese Belastung 45 Zentner und mehr betragen (BURCKHARDT, 1924; FICK, 1911).

Von chirurgischem Interesse sind daneben die topographischen Beziehungen des distalen Femur. Alle wesentlichen Versorgungsstränge für den unteren Gliedmaßenabschnitt vereinigen sich in der Kniekehle und kommen dort so nahe an den Knochen, wie sonst an keiner anderen Stelle des Oberschenkels (HAFFERL, 1969). Die A. femoralis tritt durch den Hiatus adductorius als A. poplitea in die Fossa poplitea ein und ist von der Facies poplitea des Femur und der Gelenkkapsel nur durch eine dünne Lage von Fettgewebe getrennt. In einer gemeinsamen Scheide mit ihr verläuft die Vena poplitea. Der N. ischiadicus zieht unter den Oberschenkelflexoren nach distal und schließt sich lateral-dorsal den Gefäßen an. Bei seinem Eintritt in die proximale Spitze der Kniekehlen-raute ist er im allgemeinen bereits in den mehr medialen N. tibialis und den lateral-caudal um das Fibulaköpfchen ziehenden N. peronaeus communis geteilt.

Distale Oberschenkelbrüche kommen sowohl durch indirekte als auch durch direkte Gewalteinwirkung zustande. In den meisten Fällen haben wir hier eine typische Dislokation mit Abkippung des distalen Hauptfragmentes nach hinten, durch den Muskelzug der beiden Gastrocnemius-Köpfe hervorgerufen, und einer Medialverlagerung des proximalen Hauptfragmentes durch Einfluß der kräftigen Adduktoren. Die Dorsalabkippung wird umso stärker sein, je kürzer das distale Bruchstück ist (Abb. 1).

Im Falle der indirekten Gewalteinwirkung auf das gebeugte Knie entsteht eine Biegungsfraktur mit schrägem Verlauf. Diesen Unfallmechanismus findet man bei der Kollision des Motorradfahrers und als Armaturenbrettverletzung beim Pkw-Fahrer. Die gleiche Gewalt kann über die kraftübertragende Achse des Femur evtl. zu einer Hüftgelenksluxation oder aber einer Luxationsfraktur führen. Schenkelhalsbrüche und Wirbelsäulenkompressionsfrakturen werden seltener angetroffen (BÖHLER, J., 1965; BÖHLER, L., 1954; MUSSGNUG, 1944; GÖGLER, 1962).

Eine Spiralfraktur im suprakondylären Femurabschnitt kommt durch Drehbewegung des Körpers bei festgestelltem Unterschenkel zustande. Dabei ist Voraussetzung, daß das Kniegelenk mit seinem Bandapparat und den durch die Muskulatur übergeleiteten Kräften der Gewalt standhält. Wir haben solche Frakturen zwar nicht häufig, aber doch schon bei Skifahrern gefunden.

Unmittelbare oder direkte Gewalteinwirkung führt meist zum Quer- oder Trümmerbruch. Auch der Pkw-Fahrer, wenn er nicht mindestens mit einem Dreipunkte-Sicherheitsgurt angeschnallt ist, kann eine derartige Fraktur erleiden, indem er in der ersten Kollisionsphase mit seinen Beinen unter das Armaturenbrett geschoben wird. In der zweiten Phase wird dann der Körper angehoben und der oder die Oberschenkel über die untere Armaturenbrettkante gehebelt. Je nach Lage der Kante in Bezug auf den Oberschenkel entsteht eine Femurschaft- oder eine suprakondyläre Fraktur (Abb. 1).

Ein ganz ähnlicher Mechanismus führt zu einer zweiten Form von distaler Femurfrakturen, zur bikondylären Fraktur. Diese entsteht, wenn in der ersten Kollisionsphase die Extremität im Kniegelenk gestreckt ist und die Gewalt in der Längsachse des Unterschenkels wirkt. Der Tibiakopf wird gegen das Condylenmassiv gestaucht. Da die Compacta im unteren Femurdrittel mehr und mehr an Stärke abnimmt, kommt es in dieser unmittelbar suprakondylär gelegenen Zone zu einer entweder quer verlaufender oder medial und lateral abgeschrägten Fraktur des Corticalisrohres. Da das Femur nach erfolgter Fraktur und ohne daß sich die Gewalt erschöpft

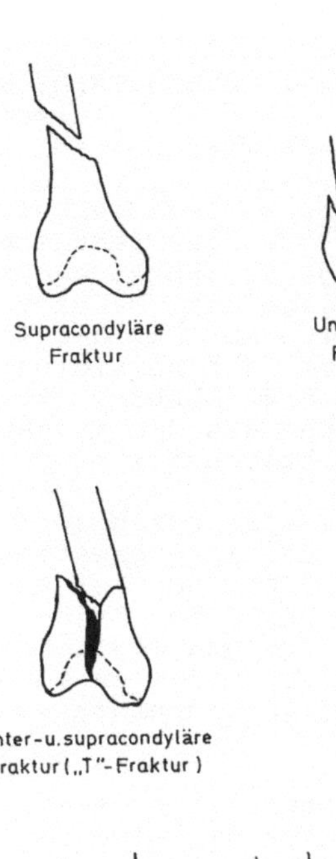
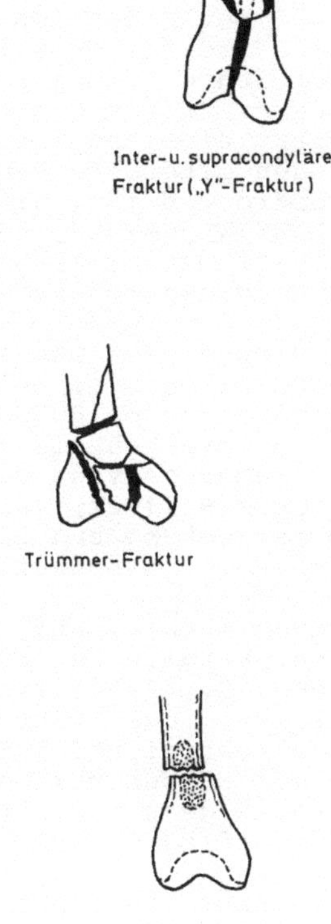

Abb. 1. Frakturformen am distalen Femurdrittel

hat in das Condylenmassiv eingetrieben wird, kommt es zur Sprengung
desselben und damit zum bikondylären Bruch. Voraussetzung ist, daß die
Tibiakopfkonsolen als Widerlager standhalten (BUTTERMANN, 1937; LANGE,
M., 1954; MUSSGNUG, 1944; WELLER, 1967; SIMON, 1949).

Auch eine direkte Gewalteinwirkung bei gebeugtem Knie kann zu einer
bikondylären Femurfraktur führen, wenn nämlich die Gewalt über die
Patella einwirkt und die Längskante der Patella die Condylen auseinan-
dersprengt (BÖHLER, L., 1954; BURCKHARDT, 1924; SIMON, 1949; VIERNSTEIN,
1957). Auch beim Absturz aus großer Höhe, wenn durch plötzlich ver-
stärkte Beugung beim sich Auffangen in Hockestellung die Patella mit
enormer Kraft gegen den interkondylären Bezirk des Femur gepreßt wird,
kann dieser Frakturtypus entstehen. Bei diesem Mechanismus kommt es
nicht allein auf die physikalische Kraft an, sondern auf die Kraft pro
Fläche, also auf den Druck. Dieser ist deswegen so bedeutungsvoll, weil
die gelenkswärts gerichtete Patellakante mit ihrer kleinen Auflagefläche gegen das Condylenmassiv gepreßt wird. Je nach dem Ausmaß solcher Gewalt resultiert eine bikondyläre Längsfraktur oder bei geringer
Gewalt ein Spaltungsbruch bzw. eine "T"-, "V"-, "Y"- oder Trümmerfraktur (BÖHLER, L., 1954) (Abb. 1).

Eine Variante der bikondylären Femurfraktur ist die monokondyläre. Sie entsteht, wenn bei dem bereits beschriebenen Mechanismus mit gestreckte Knie noch eine Ab- oder Adduktion hinzukommt. Demnach wird bei der Abduktion der laterale und bei der Adduktion der mediale Condylus betroffen. Die Einwirkung von direkter Gewalt kann ebenfalls zu einer monokondylären Femurfraktur führen, wenn z.B. ein Fußgänger seitlich vom Pkw angefahren wird. Dabei trifft die Stoßstange den Unterschenkel an der Außenseite und bewirkt eine Abduktion im Kniegelenk. Dabei scher die laterale Tibiakonsole den lateralen Femurcondylus ab. Daß der laterale Condylus häufiger betroffen ist, wird u.a. mit der physiologischen X-Beinstellung (v. LANZ/WACHSMUTH, 1972) erklärt (NELLER, 1933). Dagegen konnte KOESTLER (1937) mit einer Untersuchung aus dem Krankenhaus Bergmannsheil in Bochum diese Feststellung nicht bestätigen.

Außer den häufigen Mechanismen findet man in der Literatur zahlreiche Schilderungen von z.T. ausgefalleneren, aber doch sehr interessanten Entstehungsmöglichkeiten. So vermutet BURCKHARDT (1924), daß bei Beugung und Innenrotation des Unterschenkels die Innenkante der Kniescheibe gegen den medialen Femurcondylus gestemmt wird und möglicherweise zur Fraktur führt. ROESNER (1922) versuchte, den medialen monokondylären Bruch durch Überstreckung und gleichzeitige Innenrotation des Unterschenkels experimentell herbeizuführen.

Trümmerfrakturen kommen durch massive und direkt einwirkende Gewalt zustande. Diese führt zu einer totalen Zertrümmerung des distalen Femurs, wobei typischerweise (BÖHLER, J., 1954) zwei große und mehrere kleine Bruchstücke entstehen. Oft ist diese Frakturform mit ändern z.T. ebenfalls schweren Verletzungen kombiniert. Lokal findet man bei diesem Frakturtypus beim Versuch der Rekonstruktion mehr oder weniger ausgedehnte Impressionszonen, die dann als Substanzdefekt imponieren. Die Trümmerfrakturen sind häufig offen.

Absprengungen und Ausrisse intra- oder extraarticulär können durch vielerlei Ursachen bzw. Mechanismen zustande kommen. So ist z.B. die Absprengung des hinteren Rollenanteiles in seiner Entstehung mit der bikondylären Femurfraktur verwandt. Während der Sturz auf die Füße oder die axiale Gewalteinwirkung über den Unterschenkel bei gestrecktem Kniegelenk zu einer "Y"- oder "T"-Fraktur führt, wird der hintere Rollenanteil bei starker Beugung des Kniegelenkes, wie dies bei der Verschüttung von Bergleuten vorkommt, abgeschert, weil die Condylen aus der Achse des Oberschenkelschaftes herausgetreten sind (KOESTLER, 1937) Hierher gehört auch der von STIEDA beschriebene Ausriß des inneren Collateralbandes am medialen Epicondylus femoris. Häufiger jedoch reißt das Innenband am Periost aus.

Wir selbst konnten vor kurzem drei Fälle mit intraarticulären Knorpel-Knochenfrakturen des lateralen Condylus behandeln. U. E. kommen sie dadurch zustande, daß die Patella bei gebeugtem Knie plötzlich nach der Außenseite zu geschlagen wird und ein meist zweimarkstückgroßes Fragment dabei abschert.

Die reine Epiphysenlösung des distalen Femur entsteht meist durch indirekte Gewalteinwirkung bei stark gebeugtem Kniegelenk. Die übrigen knöchernen Verletzungen beim Kind haben ähnlichen Mechanismus bei den einzelnen Typen, wie dies vorher schon angegeben wurde.

Den pathologischen Frakturen liegen unterschiedliche Prozesse zugrunde. Häufig sind es Metastasen von Tumoren der Mamma, der Niere u.s.w. Seltener kommen Primärtumoren in Frage. Auf die Problematik dieser Frakturen möchte ich im Rahmen dieses Themas nicht näher eingehen.

In einem eigenen Krankengut aus den Jahren 1959 bis 1968 haben wir zusammen mit REUSCHER (1969) 85 distale Femurfrakturen nachuntersucht. In 2/3 der Fälle waren Männer betroffen. Die prozentuale Beteiligung der Frauen bei derartigen Unfällen entspricht auch den Angaben von MAYE (1956). JEWETT und Mitarb. (1955) finden die suprakondyläre Femurfraktu bei Frauen sogar doppelt so häufig wie bei Männern. Interessant war die Ermittlung des Durchschnittsalters, das bei Männern mit 40,8 Jahren um genau 20 Jahre niedriger lag als das der Frauen mit 60,8 Jahren. Die höchste Beteiligung bei den Frauen lag im 7. Lebensjahrzehnt. Hier spielt die Osteoporose sicher eine bedeutende Rolle.

Durch Verkehrsunfälle kommen über die Hälfte der distalen Femurfrakturen zustande (52%). Hier bilden den größten Anteil die Moped- und Motorradfahrer mit 54,6%. Handelt es sich um Unfälle im Pkw, dann waren Fahrer und Beifahrer etwa gleich häufig betroffen. Es ist fast beweisend, daß keiner der Pkw-Fahrer oder Beifahrer zum Zeitpunkt des Unfalles einen Sicherheitsgurt getragen hat. Fußgänger mit einer distalen Femurfraktur fanden wir in unserem Krankengut in 8 Fällen. Davon waren 5 Frauen. Bei einem Viertel unserer Patienten handelte es sich um einen Arbeitsunfall im Sinne der Berufgenossenschaften. Dies bedeutet, daß unter diese Rubrik auch die Wegeunfälle und damit Verkehrsunfälle eingeordnet sind. Sie überwiegen auch hier deutlich. Der eigentliche Arbeitsunfall ereignete sich vorwiegend in der Landwirtschaft.

Als Sportunfall fanden wir die distale Femurfraktur bei nur 5 Verletzten. Dreimal handelte es sich um Fußballspieler der unteren Ligen (Bezirksklasse) und zweimal war die Fraktur durch Sturz beim Skilaufen entstanden. Andere Ursachen für die Entstehung solcher Frakturen waren Sturz aus großer Höhe in suicidaler Absicht und pathologische Knochenveränderungen, wie Knochenmetastasen beim Mamma-Carcinom sowie primäre Knochentumoren.

Tabelle 1. Distale Femurfrakturen

Lokale Komplikationen

---

1. Offene Fraktur (mit u. ohne Gelenkbeteiligung)
2. Ischämie -/ Verletzung der poplitealen Gefäße
3. Nervenverletzung -/ N. Ischiadicus bzw. tibialer oder fibularer Ast
4. Trümmerfraktur -/ Substanzverlust und Zerstörung von Knorpel u.
                    Knochengewebe
5. Bänder- und Meniscusverletzungen

Begleitverletzungen (Tabelle 1) kommen eine zentrale Bedeutung zu. Sie waren bei 54 von 85 Patienten, also in fast 64%, zu finden. Wenn bei diesen Patienten alle erlittenen Einzelverletzungen addiert werden, kommt man auf eine Gesamtzahl von 218. Dies bedeutet, daß jeder dieser Patienten neben der distalen Femurfraktur noch 4 weitere Frakturen bzw. Verletzungen erlitten hatte. 71 Verletzungen fand man in unmittelbarer Nachbarschaft des Kniegelenkes der betroffenen Seite. Dabei handelt es sich um Frakturen des Tibiakopfes (7), Patellafrakturen (7), Rupturen des Bandapparates, wovon 6 mal allein das Ligamentum collaterale mediale betroffen war, und zweimal fand man eine traumatische Peronaeus-Parese.

Bänderverletzungen werden auch in der Literatur häufiger angegeben, während Nervenverletzungen offensichtlich seltener diagnostiziert werden (BÖHLER, J., 1954; STERNBERG, 1936). Eine Beeinträchtigung der ar-

6

teriellen Durchblutung wurde in unserem Krankengut in keinem Fall beobachtet. Auch BÖHLER, L. (1954) findet diese selten. Dagegen hat
SCHUMPELIK (1955) bei 5 von 12 suprakondylären Frakturen klinisch arterielle Durchblutungsstörungen gefunden und diese in zwei Fällen an-
giographisch gesichert. Ähnliches teilen auch FLORA und Mitarb. (1968)
mit. Wir selbst fanden eine arterielle Durchblutungsstörung mit Ischämie des Unterschenkels bei einer Kniegelenksluxation.

Bei der distalen Femurfraktur, gleich welchen Types, fanden wir 79
zusätzliche Frakturen, die nicht in der Nähe des betroffenen Kniegelenkes lokalisiert waren. 13mal war das Femur derselben Seite an ande-
rer Stelle frakturiert.

Als weitere schwere lokale Komplikation wurde die offene Fraktur betrachtet. Mit 21 Fällen ist sie sehr häufig. Rechnet man dies auf die
Gesamtzahl von 85 Fällen um, so ist in unserem Krankengut jede vierte
distale Femurfraktur mit dieser Komplikation behaftet (Tabelle 1).

Die Häufigkeit der einzelnen Frakturtypen ist unterschiedlich. So überwiegt in unserem Krankengut die suprakondyläre Femurfraktur mit 43,5%.
Besonders häufig ereignete sie sich bei vorgeschädigten Knochen (Osteoporose, pathologischer Prozeß). In diesen Fällen ist eine geringfügige
indirekte Gewalteinwirkung ausreichend, um die distale Femurmetaphyse
zu frakturieren.

Die bikondyläre Femurfraktur mit mehr oder weniger deutlichem "Y"-
oder "T"-förmigem Bruchlinienverlauf bestand bei 19 Patienten. Dies
sind 22%.

Bei 16 Patienten, das sind rund 19%, lag eine supra- bzw. perkondyläre
Zertrümmerung des Femur vor, wobei nicht mehr von einer Frakturlinie
mit mehreren zusätzlichen Aussprengungen gesprochen werden konnte. In
3 Fällen war jedoch ein "Y"-förmiger Frakturverlauf herauszulesen.
15mal war die Gelenkfläche mitbeteiligt, und in nur einem Fall war die
Trümmerzone im suprakondylären Bereich.

Als nächst häufige Gruppe mit 14 Fällen bzw. 16% folgt der monokondyläre Bruch. Dabei war 9mal der laterale und 5mal der mediale Condylus
abgesprengt. Knöcherne Aussprengungen wurden zweimal gefunden, wovon in
einem Fall diese intraarticulär lag.

Unser Krankengut zeigt eindeutig, daß im Falle der distalen Femurfraktur die Mehrfachverletzungen überwiegen. Wir finden diese, wie eingangs
schon erwähnt, in rund 72% der Fälle. 80% der 218 Einzelverletzungen
bei distalen Femurfrakturen sind auf Verkehrsunfälle zurückzuführen.
Hier ist besonders herauszuheben der Zweiradunfall, der das größte
Kontingent aller Einzelverletzungen stellt. Die Gruppe der Mehrfachverletzten besteht zu mehr als 3/4 aus männlichen Patienten. Diese Feststellung deckt sich auch mit den Angaben von MAYER (1956). Bei den
häuslichen Unfällen dagegen waren die Frauen häufiger betroffen, aber
nur in 1,6% fanden sich hier zusätzliche Verletzungen.

Gerade die Gruppe der Mehrfachverletzten ist bedroht von einer Zahl
allgemeiner Komplikationen (Tabelle 2). Die wichtigsten sind der hämor-
rhagische Schock, die Verbrauchscoagulopathie, die Fettembolie, die
Thromboembolie und insbesondere zusätzliche Verletzungen bzw. Frakturen

Ein hämorrhagischer Schock oder organische Fernverletzungen wurden in
23 Fällen, d.h. bei fast einem Viertel unserer Patienten, festgestellt.
Ein Schädelhirntrauma fand sich in 18%, ein stumpfes Bauchtrauma in
7%, und eine Thoraxverletzung wurde lediglich bei einem Patienten festgestellt.

Tabelle 2. Distale Femurfrakturen

Allgemeine Komplikationen

---

1. Hämorrhagischer Schock
2. Verbrauchscoagulopathie
3. Fettembolie
4. Thrombo - Embolie
5. Zusätzliche Verletzungen bzw. Frakturen

An den Unfallfolgen starben insgesamt 7 Patienten. Das entspricht einer
Mortalität von 8,2%. 5 davon erlagen primär den Begleitverletzungen
bzw. den Komplikationen (irreversibler Schock, Mediastinalverdrängung
bei Zwerchfellruptur, intrakranielle Blutung, Fettembolie, Anurie bei
Crush-Niere). Zwei Patienten verstarben am 11. und am 42. Tag nach dem
Unfall.

Ich hoffe, daß es mir gelungen ist, die Problematik der distalen Femur·
fraktur, die sowohl durch die lokalen als auch insbesondere die allgemeinen Komplikationen hervorgerufen wird, in dieser Zusammenfassung
darzulegen.

Literatur

BENNINGHOFF, A., GOERTTLER, K.: Lehrbuch der Anatomie des Menschen,
9. Aufl., Bd. 1. Berlin: Urban u. Schwarzenberg 1964.

BÖHLER, J.: Unfallschäden am Oberschenkel. In: Handbuch der gesamten
Unfallheilkunde, Bd. 3. (Hrsg. BÜRKLE de la CAMP, H., SCHWAIGER, M.),
Stuttgart: Enke 1965.

BÖHLER, J.: Die Behandlung der offenen Trümmerfrakturen des unteren
Oberschenkelendes. Verh. dtsch. orthop. Ges. 86, 245 (1954).

BÖHLER, J.: Gekreuzte Bohrdrähte, ein einfaches Prinzip der Osteosynthese. Arch. Orthop. Unfallchir. 47, 242 (1955).

BÖHLER, L.: Technik der Knochenbruchbehandlung, 12-13. Aufl., Bd. 2,
Teil 1. Wien: Maudrich 1954.

BÖHLER, L.: Der schädliche Einfluß von Achsenabknickungen auf die Gelenke des Beines. Chirurg 14, 109 (1942).

BURCKHARDT, H.: Über die Entstehung der freien Gelenkkörper und über
die Mechanik des Kniegelenkes. Bruns' Beitr. klin. Chir. 130, 163
(1924).

BUTTERMANN, K.: Klinik der Tibiacondylen-Brüche. Arch. klin. Chir. 190,
580 (1937).

BÜRKLE de la CAMP, H.: Die einfache Frakturbehandlung einschl. Extension. Arch. klin. Chir. 295, 271 (1960).

FICK, R.: Handbuch der Anatomie und Mechanik der Gelenke, Teil 3. Jena:
Fischer 1911.

FLORA, G., HILBE, G., BERNARD, W.: Kniegelenkstraumen mit Gefäßverletzungen. Zit. in Ber. 85 Tag. Dtsch. Ges. Chir. München 1968 von ANDRASSY und VÖLTER. Med. Welt (Stuttg.) 28/68, 1435 (1968).

GÖGLER, E.: Unfallopfer im Straßenverkehr. Series Chir. Doc. Geigy 5, Basel (1962).

HAFFERL, A.: Lehrbuch der topographischen Anatomie, 3. Aufl. Berlin-Heidelberg-New York: Springer 1969.

JEWETT, E., de WITT, St., BRADY, L.R.: Supracondylar fractures of the femur. J. intern. Surg. 24, 137 (1955).

KOESTLER, J.: Bruchformen der Oberschenkelrolle. Chirurg 9, 610 (1937).

LANGE, M.: a.) Orthopädisch-Chirurgische Operationslehre. München: Bergmann 1963. b.) Die Behandlung der Trümmerfrakturen im Bereich der großen Gelenke. Z. Orthop. 84, 3 (1954).

MAYER, A.: Frau und Unfall. Med. Klin. 11, 405 (1956).

MUSSGNUG, H.: Die Chirurgie des Beines. In: Die Chirurgie (Hrsg. Kirschner, Nordmann), 2. Aufl., Bd. 4, S. 862. Berlin und Wien: Urban und Schwarzenberg 1944.

NELLER, C.: Die isolierte Fraktur des Femurcondylus und ihre operative Behandlung. Chirurg 22, 871 (1933).

REUSCHER, A.: Supracondyläre Femurfrakturen. Inaugural-Diss. Freiburg 1969.

ROESNER, E.: Die Entstehungsmechanik der sog. Osteochondritis dissecans am Kniegelenk. Bruns' Beitr. klin. Chir. 127, 537 (1922).

SCHUMPELIK, W.: Ein Beitrag zur Durchblutungsstörung bei der supracondylären Oberschenkelfraktur. Mschr. Unfallhk. 58, 212 (1955).

SIMON, E. , v. GESCHER, M.: Zur Behandlung schwerer Kondylenbrüche des Oberschenkels. Zbl. Chir. 74, 812 (1949).

STERNBERG, H.: Über die Schädigung des N. ischiadicus bei Schaftfrakturen des Oberschenkels. Arch. Orthop. Unfallchir. 37, 183 (1936).

VIERNSTEIN, K.: Zur Behandlung supracondylärer Trümmerbrüche des Femur. Zschr. Orthop. 88, 516 (1957).

WELLER, S.: Die Behandlung der Frakturen der Femurcondylen und des Tibiakopfes. In: Bericht über die unfallmed. Tag. in Baden-Baden Nov. 1967.

Therapie und Nachbehandlung distaler Femurfrakturen

G. Muhr

Trotz größtmöglicher Standardisierung der operativen Verfahren ist die
Osteosynthese der distalen Femurfrakturen häufig mit technischen Schwie
rigkeiten verbunden. Die meist wünschenswerte Primärversorgung ist nich
immer durchführbar. Als Gründe sind hauptsächlich der gefährdete Allgemeinzustand des Patienten oder die mangelnde Erfahrung des Dienstarztes
zu nennen.

Wird die Indikation zur Osteosynthese der Fraktur gestellt, so soll
eingangs kurz an die vorliegenden Implantate erinnert werden:
Im AO-Manual steht unter distalen Femurfrakturen: Diese werden mit der
Condylenplatte versorgt.

Abgesehen von der ausgefeilten Konstruktion liegt dieses Implantat in
folgenden Ausführungen vor:
Die Klingenlängen sind mit 60, 70 und 80 mm angegeben. Die Standard-
lochzahlen liegen bei 5, 7, 9 und 12 Rundlöchern. Zwischen- oder Über-
größen sind nur als Sonderanfertigungen zu erhalten.

Sind nun Klingenlängen von 60 mm und mehr am distalen Femur erwünscht
und erforderlich? Tangentiale Röntgenaufnahmen von in situ liegenden
Condylenplatten und Messungen von Leichenknochen zeigen, daß in den
meisten Fällen die 60-mm-Klinge an die mediale Corticalis heranreicht
bzw. diese schon perforieren kann (Abb. 1). Das Durchwandern der Klinge
an der inneren Femurcorticalis kann jedoch bei intraarticulärer Lage
zu hartnäckigen Kniegelenksbeschwerden führen. 70- oder gar 80-mm-Klin-
genlängen führen sicher zur Perforation der Corticalis und damit zu
diesen unerwünschten Symptomen. Bei allen Erwachsenen mit kräftiger
Spongiosa sollte daher maximal die 60-mm-Klinge genügen, besser wäre
die Verwendung einer Condylenplatte mit 50-mm-Klingenlänge. Nur im hohen Alter und bei spongiös-porotischem Knochenbett wäre die Verankerung
der Klinge in der Gegencorticalis zur besseren Stabilisierung wünschens
wert. In Einzelpublikationen wird auf die Verwendungsunmöglichkeit der
Condylenplatte bei gewissen Trümmerbrüchen hingewiesen und dafür die
T-Platte empfohlen. Dieses Implantat ist jedoch mit 2 mm Laschenstärke
wesentlich zarter als die Condylenplatte mit 6 mm, wodurch verständ-
licherweise die innere Fixation erheblich beeinflußt wird. Da auch die
breite AO-Platte nicht vollständig befriedigen kann, sollte eine spe-
ziell entwickelte Platte für gesonderte Indikationen vorliegen.

Neben der Wahl des Implantates, die meist erst intraoperativ entschieden wird, erhebt sich die Frage des Zuganges. Um bei der Freilegung
den Blutverlust gering zu halten, andererseits jedoch genügend mani-
pulativen Spielraum zu haben, empfiehlt sich die Verwendung einer sterilen Druckmanschette zur Blutsperre.

1. Zur Standardincision wird nach Fascienspaltung und Briefkastenzu-
   gang das Gelenk vor dem Seitenband eröffnet. In den allermeisten
   Fällen reicht dieser laterale Zugang aus. Wird jedoch bei Trümmer-

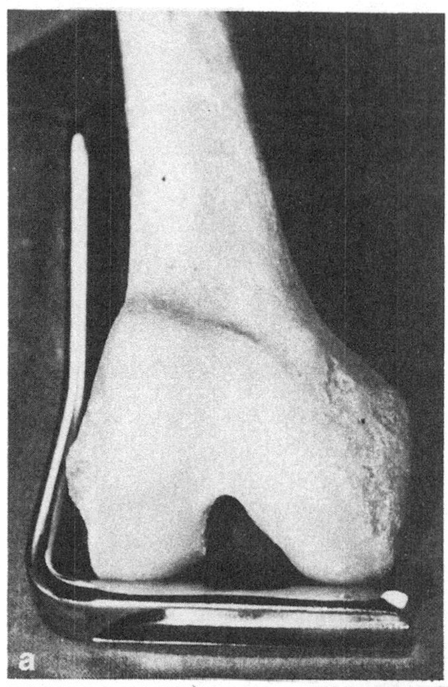

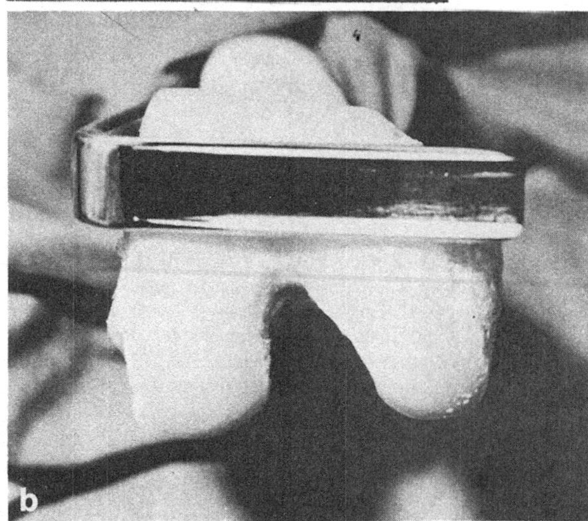

Abb. 1. a) Relation Condylenplatte,   b) Femurcondylen (Durchschnittsgröße)

brüchen eine Freilegung von medial notwendig, so sollte eine kleine
mediale Incision genügen, um ein sonst unvermeidliches Freilegen
der gesamten ventralen Femurpartie zu verhindern.

2. Ist der typische laterale Zugang nicht befriedigend, so kann durch
   Einkerben des Ligamentum patellae, in seltenen Fällen sogar durch
   Mobilisierung der Tuberositas tibiae mit dem Meißel ein erweiteter
   Operationssitus geschaffen werden. Durch Abschieben der Weichteile
   nach medial wird somit die Gefäßversorgung von dieser Seite her

nicht tangiert. Auch die Komplikationen der früheren Jahre bei der Refixation der Tuberositas tibiae kann durch nutenartige Ausmeißelung und Fixation mit dem Kleinfragmentinstrumentarium weitgehend vermieden werden.

3. Die großzügigste Freilegung bringt der Zugang nach Olerud. Von einem ausgedehnten Becherschnitt aus wird die Tuberositas tibiae abgeschlagen und die Kniescheibe mit Sehnen und Streckmuskulatur nach lateraler und medialer Incision weit nach proximal geklappt.

Nun zur Operationstechnik:

Die Standardtechnik soll hier nur kurz memoriert werden. Nach ausreichender Darstellung und Inspektion wird mit der vorläufigen Adaptation der Gelenkkörper begonnen. Nach Zugschraubenosteosynthese der Gelenkrollen werden die Hauptfragmente provisorisch mit Spickdrähten fixiert und danach die Condylenplatte eingebracht. Zur Retention der Condylen sollte eine, maximal jedoch zwei Spongiosazugschrauben ausreichen. Die Schraubenlage sollte - von distal her gesehen - konvergieren, um eine bessere Verankerung zu garantieren (Abb. 2).

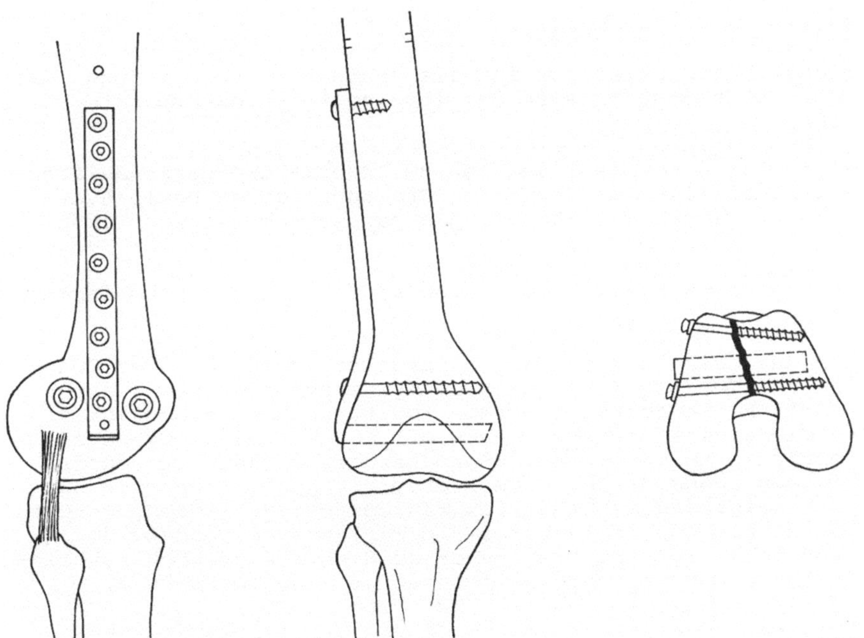

Abb. 2. Technisches Vorgehen bei der Plattenosteosynthese distaler Femurfrakturen.
1. Spongiosaschrauben konvergierend
2. Platte ventral unter Vorspannung

Vor dem Einschlagen des Plattensitzinstrumentes, das ja immer unter Gegendruck geschehen sollte, um ein Auseinanderweichen der Gelenkkörper zu vermeiden, empfiehlt sich vor allem bei jugendlichen Patienten das Vorbohren des Klingenbettes.

Die Platteneintrittsstelle liegt günstigerweise ca. 15 mm oberhalb des Gelenkes, möglichst ventral (Abb. 2). Bei langen Laschen ist in der

Transversalebene die Femurantekurvation zu berücksichtigen. Zielpunkt der Klinge ist der mediale Epicondylus, ein Abweichen der Klinge nach vorne oder hinten ist unbedingt zu vermeiden. Eindringen der Klinge in die harte subchondrale Schicht oder in die Gegencorticalis führt zu Komplikationen mit Dislokationen und neuen Frakturen.

Zur Fixation im proximalen Hauptfragment sollten 7 gefaßte Cortices ausreichend sein, eine Regel, die unserer Meinung nach bei Condylenplatten häufig und grundlos überschritten wird. Unsichere Stabilisierung im Bruchgebiet kann auch durch überlange Laschen nicht gebessert, die Vascularität jedoch erheblich kompromittiert werden.

Von den speziellen Techniken wären vorerst die suprakondylären Trümmerzonen zu nennen. Üblicherweise wird hier nach Stabilisierung und möglichst weitgehenden Längenausgleich die Überbrückung des Defektes durch eine ausgiebige Spongiosaplastik vorgenommen. Große isolierte Corticalisfragmente können jedoch medial zur besseren Stabilisierung im Frakturbereich verklemmt werden. Bei Patienten, denen eine längere Entlastung jedoch nicht zugemutet werden kann, im hohen Alter beispielsweise, ist eine möglichst stabile Fixation anzustreben. Dies geschieht durch Einstauchen der Fragmente auch unter Inkaufnahme einer entsprechenden Verkürzung. Auch hier wird eine Spongiosaübertragung notwendig sein.

Für offene Brüche charakteristisch ist die ventrale Durchspießung eines Fragmentes, wobei konsequenterweise der zertrennte Streckapparat genäht werden muß.

Wesentlich diffiziler wird die Situation bei supra- und perkondylären Trümmerbrüchen. Kompliziert werden diese Frakturen durch Begleitverletzungen des Knorpels und der Bänder, die zur systematischen Rekonstruktion verpflichten.

Die derzeitigen Osteosynthesemöglichkeiten sind für diese Bruchformen nicht ganz ideal.

Zertrümmerungen der Gelenkkörper lassen einen sicheren Halt der Condylenplatte nicht zu. Vorerst wird jeder Condylus für sich mit Zugschrauben rekonstruiert, Rollenabbrüche werden von vorne her verschraubt. Hierbei müssen die zahlreichen Fragmente oft mühsam zusammengesetzt werden. Schalenförmig ausgebrochene Knorpelstücke werden mit Bohrdrähten, besser kleinen Spongiosaschrauben versorgt. Können dann die beiden Condylen vereinigt und am Schaftfragment befestigt werden, wird in Ermangelung eines besseren Implantates die T-Platte verwendet. Um Achsenfehler tunlichst zu vermeiden, auch im Hinblick auf Fehlrotationen, sollten intraoperative Röntgenaufnahmen vorgenommen werden.

Neben der lateralen T-Platte, die bei monokondylären Zerstörungen sicher ausreichend ist, verwenden wir häufig medial eine zweite Abstützplatte, um durch die Trümmerzone oder den Knochendefekt eine sekundäre Varusfehlstellung zu vermeiden. Hierzu genügt ein kurzes Implantat mit nur gelenknaher Schraubenverankerung, die stabile Schaftcondylenfixation sollte lateral liegen.

Die auf diese Weise wenig gestörte Vascularität überwiegt die nicht absolute Fixation bei weitem, eine gezielte Nachbehandlung wird zum guten Endergebnis führen.

Als häufigste Zusatzverletzung ist die Bandläsion zu nennen. Kreuzbandrisse können angeschlungen und durch Bohrkanäle reinseriert werden (Abb. 3). Ort und Richtung der Hauptspannung sind zu berücksichtigen. Liegen Trümmerzonen vor, so kann das Bandende bei der Reposition im Bruchspalt verklemmt werden (Abb. 4). Das durchblutete Lager begünstigt die Prognose.

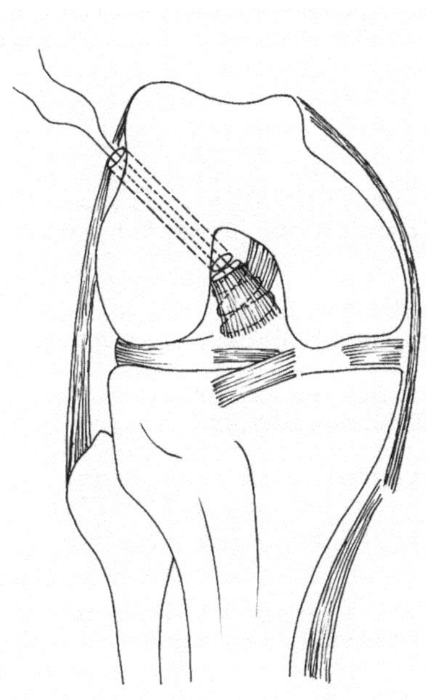

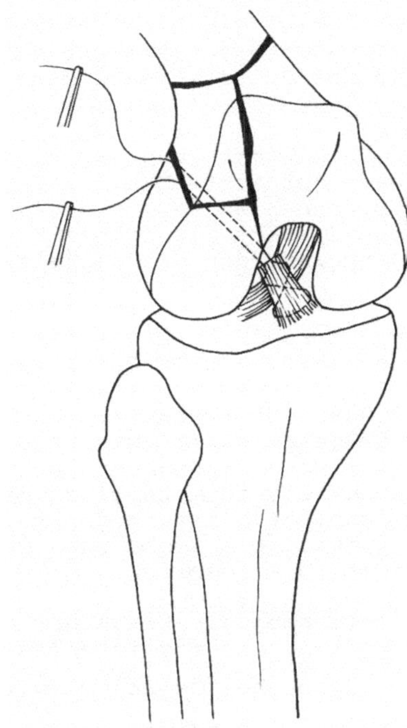

Abb. 3   *Abb. 4*

Abb. 3. Transossäre Fixation des vorderen Kreuzbandes mittels Drahtnaht

Abb. 4. Modifikation der Kreuzbandreinsertion (s. Text)

Etwas problematischer sind zerrissene Ligamenta. Ist eine Naht möglich, sollten die Enden mit zarten Fäden adaptiert werden. Bei aussichtslos zerstörtem Band kann ein rekonstruktiver Eingriff im Zuge einer frühen Teilmetallentfernung in Erwägung gezogen werden. Seltener finden sich Seitenbandverletzungen. Die Refixation knöcherner Ausrisse, Einbettung ligamentärer Enden im spongiösen Lager und Bandnaht sind die therapeutischen Möglichkeiten. Plastische Eingriffe kommen nur sekundär in Frage.

Ebenso heikel ist das Vorgehen bei größeren Knorpelflakes. Das zur Replantation notwendige, gut durchblutete Bett kann bei Knochendefekten durch eine autologe Spongiosaplombe ersetzt werden. Dennoch ist bei größeren Fragmenten die Frage der Einheilung unsicher, wenn auch die primäre Stabilisierung mit kleinen Spongiosaschrauben einen zunächst guten Eindruck hinterläßt.

Die Nachbehandlung dieser besonderen Bruchformen wird durch die Bewegungsschiene erleichtert. Nach 4-5 Tagen Rechtwinkelstellung in Hüft- und Kniegelenk kann durch dieses Verfahren schonend und aktiv geführt mobilisiert werden. Versorgte Bandverletzungen können durch

Blockierung der Schiene außerhalb der erlaubten Ausschläge ebenso funktionell rehabilitiert werden.

Aufstehen wäre bei Trümmerbrüchen erst nach frühestens 2 Wochen zu gestatten. Bei gutem Gewissen, stabiler Osteosynthese und primärer Spongiosaplastik dürfte der Patient von diesem Zeitpunkt an auch abrollen, 8-12 Wochen postoperativ zunehmend und nach 12-16 Wochen voll belasten können.

Größere Knochendefekte und vor allem Knorpelschäden erzwingen jedoch entsprechende Vorsicht. Mit der Teilbelastung sollte nicht vor der 12. Woche begonnen werden, womöglich ist dieses noch zu früh. Ist bei gutem Knochenkontakt die frühe Belastung der funktionelle Reiz, so ist bei Knorpelschäden die gezielte Beweglichkeit ohne Belastung das Gegenstück.

In der Frage sekundärer Eingriffe sollte nicht allzugroße Zurückhaltung geboten sein, d.h. frühzeitige sekundäre Knochentransplantationen.

Ist nach frühestens 6 Monaten, bei gutem Zustand der Quadricepsmuskulatur die Beugefähigkeit immer noch auf 50-60 Grad beschränkt und sind alle physikalischen Maßnahmen inclusive Narkosemobilisation ausgeschöpft, so wäre eine Arthrolyse bzw. Quadricepsplastik angezeigt. Immer ist dabei jedoch zu bedenken, daß die Beugehemmung bei voller Streckung funktionell mechanisch wesentlich günstiger ist, als das Streckdefizit im Kniegelenk.

Letztlich soll noch die Frage der konservativen Therapie kurz angeschnitten werden. Als mögliche Indikationen können gelten:

1. Trümmerbrüche ohne Gelenksverwerfungen.

2. Ein reduzierter Allgemeinzustand bei schweren Begleitverletzungen oder Begleiterkrankungen.

3. Mobilisierungsschwierigkeiten (Mehrfachfrakturen, hohes Alter, Läsionen an der oberen Extremität).

Die korrekte konservative Therapie in Extension und Gipsverband sollte in Fällen ohne Gelenksinkongruenzen zu einem guten Ergebnis führen.

Ergebnisse bei 112 operativ behandelten distalen Femurfrakturen

Helge Wenzl

Grundlage der folgenden Zusammenstellung sind die AO-Ermittlungsbögen,
die von der AO-Dokumentationszentrale den angeschlossenen Kliniken
zur Verfügung gestellt werden. Pro Patient liegen hierbei 3 Bögen vor:

Der erste Bogen für den ersten Krankenhausaufenthalt mit den wesentlichen Daten über den Patienten, die Art der Fraktur, die näheren Um-
stände der Osteosynthese und schließlich den Zustand des Patienten bei
seiner Entlassung nach dem ersten Krankenhausaufenthalt.

Im zweiten Bogen finden sich die Ergebnisse der ersten Hauptkontrolle.
Diese erfolgt nach 4 Monaten, wobei klinisches Bild, Stellung der Fraktur, Metallsitz, Belastbarkeit und Arbeitsfähigkeit geprüft werden.

Der dritte Bogen wird bei der zweiten Hauptkontrolle nach 12 Monaten
angelegt. Dabei werden dieselben Parameter erneut kontrolliert und
eine sogenannte Abschlußuntersuchung angeschlossen, wenn die Fraktur
vollständig verheilt ist.

Die Alters- und Geschlechtsverteilung der 112 Fälle, die in den Jahren 1963-1969 der AO-Dokumentationszentrale gemeldet wurden, gehen
aus Abb. 1 hervor.

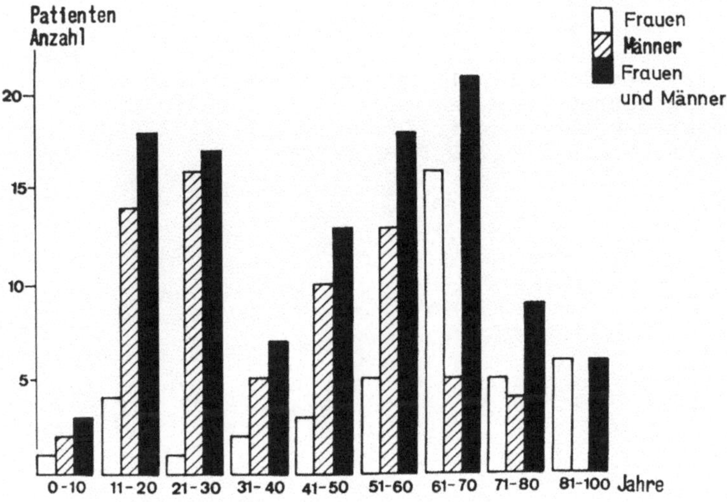

*Abb. 1. Alters- und Geschlechtsverteilung der distalen Femurfrakturen
(1963-1969) 112 Fälle*

Im Gegensatz zu einer ersten Aufstellung aus dem Jahre 1962 der AO
waren bei dieser zweiten Zusammenfassung der distalen Femurfrakturen
wesentlich mehr operierte Fälle mit supra- und diakondylären Frakturen (Abb. 2). Wenn man davon ausgeht, daß sich die Verteilung des Ver-
letzungstypus nicht wesentlich geändert hat, kann aus diesen Verhältnissen der Schluß gezogen werden, daß sich die der Dokumentation angeschlossenen Kliniken in den späteren Jahren auch an schwierige Frakturtypen operativ herangewagt haben. Leider wurde bei der Dokumentation der schwerste Frakturtyp, nämlich die diakondyläre Fraktur mit
suprakondylärer Trümmerzone, nicht eigens herausgearbeitet. Gerade
bei diesen Fällen würden die Spätergebnisse jedoch besonders interessieren.

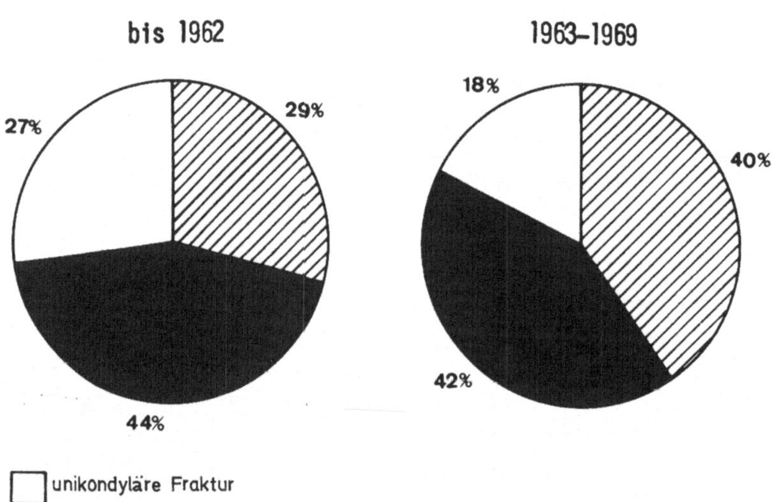

Abb. 2. Häufigkeit der drei Frakturtypen

Fast drei Viertel der Patienten wurde in den ersten 3 Tagen nach dem
Unfall operiert (Abb. 3). Bei weiteren 11 Fällen erfolgte die Osteosynthese innerhalb zweier Wochen nach dem Unfall. Schließlich sind
noch 11 Fälle mit Spätosteosynthese zu erwähnen, wobei das längste In-
terval zwischen Unfall und Operation 270 Tage betrug.

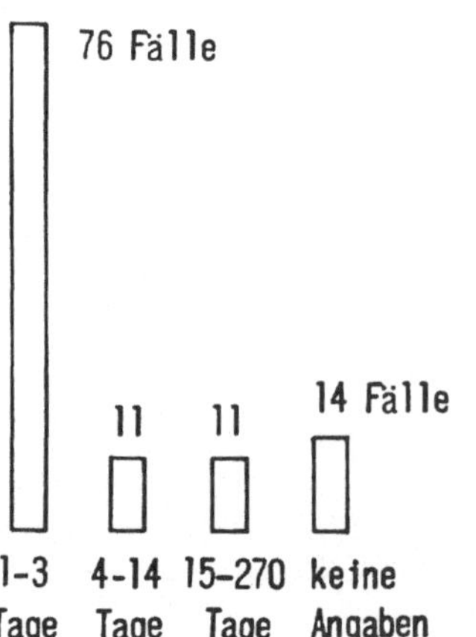

Abb. 3. Zeitdauer Unfall bis Operation:
im Durchschnitt 10,99 Tage

Verkehrsunfälle und Skiunfälle bildeten etwa die Hälfte der Ursachen der Verletzungen (Abb. 4). Zusätzliche Knochenverletzungen bestanden immerhin bei 35 Patienten (Abb. 5). Nicht knöcherne Verletzungen fanden sich in 18 Fällen (Tabelle 1).

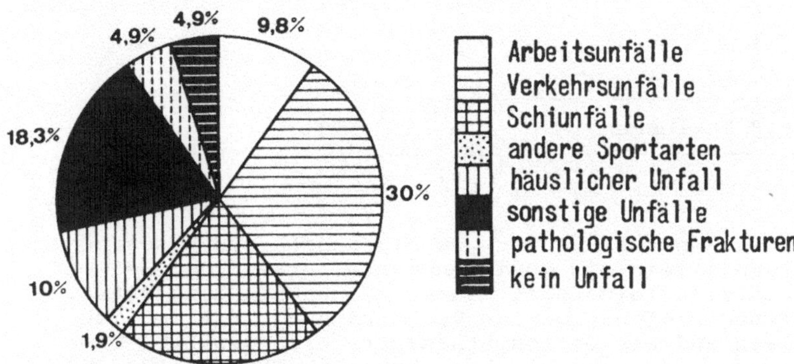

Abb. 4. Unfallart

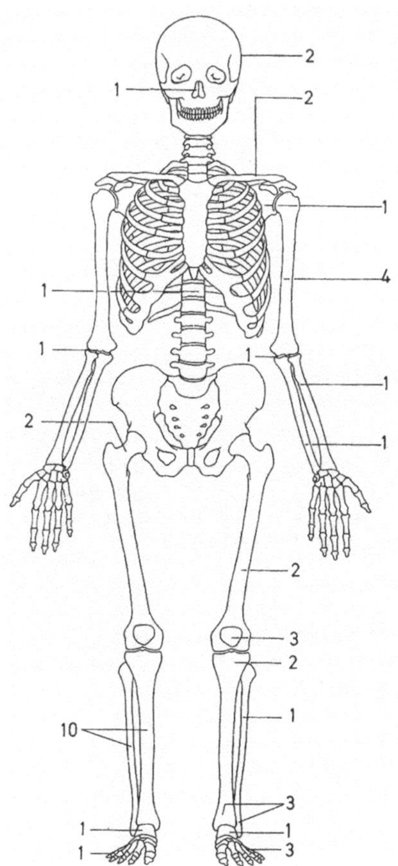

Abb. 5.
Zusätzliche Knochenverletzungen

Tabelle 1. Nicht knöcherne Zusatzverletzungen

Gesichtsschädel	2
Gehirn	5
Nerven	3
Abdomen	5
Thorax	2
Verbrennungen	1
sonstige	9
	18 Patienten

Abb. 6 zeigt die Zusammenstellung der gewählten Osteosynthesearten.
Bei 58 Patienten fand allein die Condylenplatte Verwendung. Bei weiteren 32 wurden zusätzlich eine oder mehrere Schrauben eingesetzt.
Bei 14 Patienten genügte die alleinige Verschraubung. Schließlich
wurde in 8 Fällen ein anderes Osteosyntheseverfahren gewählt. Dies
waren entweder gekreuzte Kirschnerdrähte, Unterschenkelplatten oder
in einem Fall ein Küntschernagel.

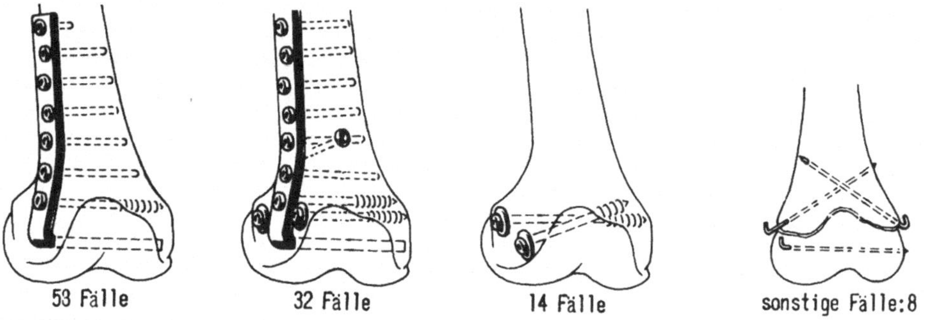

Abb. 6. Art der gewählten Osteosynthese

In den allermeisten Fällen wurde lediglich ein einfacher Wundverband
angelegt, der Patient in typischer Weise mit abgewinkeltem Hüft- und
und Kniegelenk gelagert und die Frühmobilisation erreicht. Bei den
übrigen Fällen wurde die zusätzlich notwendige Stabilisierung insbesondere durch verschiedene Gipsverbände erreicht (Tabelle 2).

Tabelle 2. Unmittelbare postoperative Nachbehandlung

Einfacher Wundverband, Frühmobilisation	84 Fälle
Doppelte Gips-U-Schiene	1 Fall
Dorsale Gipsschiene	4 Fälle
Gipsverband	10 Fälle
Schwebeaufhängung	4 Fälle
sonstige	5 Fälle

Als nächstes interessieren die Frühkomplikationen.

Bei den 112 Patienten wurde nur eine manifeste Osteomyelitis mit Fistel
bildung registriert, die die Entfernung der Platte und das Anlegen von
äußeren Spannern notwendig machte. Es handelte sich hierbei um eine
65-jährige Patientin, die an einer Adipositas und Herzinsuffizienz
litt und in eine Baugrube gestürzt war. Sie hatte sich dabei neben der
supra- und diakondylären Fraktur eine Bandverletzung am betroffenen
Kniegelenk zugezogen. Ihr Krankenhausaufenthalt betrug insgesamt 261
Tage.

Daneben findet sich noch eine oberflächliche Weichteilinfektion, sowie
eine Wundrandnekrose.

In einem Fall wurde postoperativ eine Fibularisparese beobachtet.

In 4 Fällen wurden Reoperationen notwendig. Bei einem dieser Patienten
mußte nach einem halben Jahr die primär eingesetzte Condylenplatte wegen zu langer Klinge ausgewechselt werden. Abb. 7 zeigt schematisch
die Gefahr des Trugschlußes, der der Operateur bei der Bestimmung der
notwendigen Klingenlänge ausgesetzt ist. Die laterale Corticalis des
medialen Condylus bildet mit der Frontalebene einen Winkel von 60°.
Auf einer a.-p.-Aufnahme kann dabei der Eindruck entstehen, daß die
Klingenspitze sicher intraossär liegt. Wegen der sich nach vorn ver-
jüngenden Condylen ragt die ventrale Klingenspitze jedoch möglicherweise in die Weichteile. Diese Situation kann bei der Nachbehandlung
insbesondere Schwierigkeiten bei der Beugung hervorrufen und unter Um-
ständen Anlaß zu einer Reoperation - wie in diesem Falle - geben.

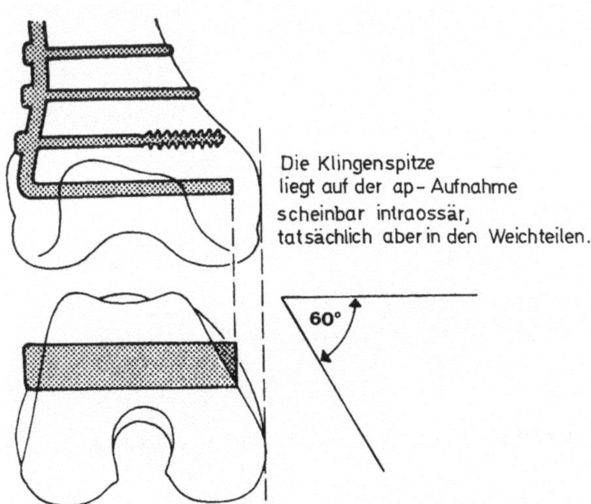

*Abb. 7. Gelenkflächen der Femurkondylen von distal und von vorne aus
betrachtet*

Nach 4 und 12 Monaten erfolgten die Hauptkontrollen. Zur ersten Kontrolle nach durchschnittlich 4,4 Monaten erschienen 84 Patienten. Über
den Befund bei der zweiten Hauptkontrolle liegen nur noch in 47 Fällen
Angaben vor. Dies mag daran liegen, daß nicht mehr Patienten zur zweiten Kontrolle erschienen, möglicherweise wurden aber auch mehr Patienten kontrolliert aber nicht alle Kontrollen an die Dokumentationszen-

trale weitergemeldet. Die Fragestellung bei beiden Hauptkontrollen ist
nahezu identisch. Sie beschäftigt sich mit dem bisherigen Verlauf.

Bei der ersten Hauptkontrolle hatten schon fast die Hälfte der Patienten keine Schmerzen mehr (Abb. 8). Bei der zweiten Hauptkontrolle war
das Ergebnis noch besser. Diese Befunde lassen sich jedoch nur bedingt vergleichen, da die zweite Hauptkontrolle eben nur etwa die Hälfte des Kollektivs der ersten Hauptkontrolle erfaßt.

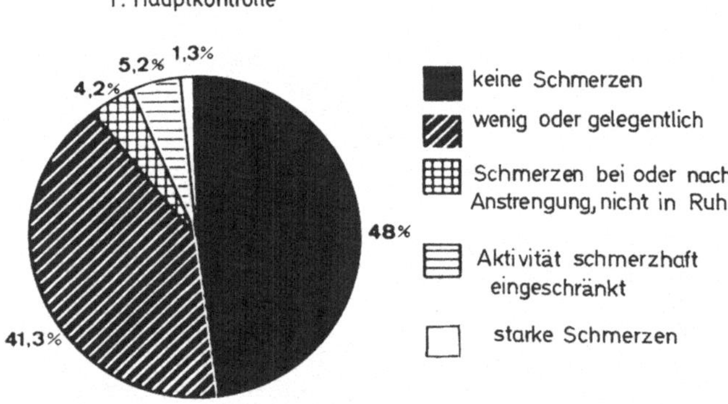

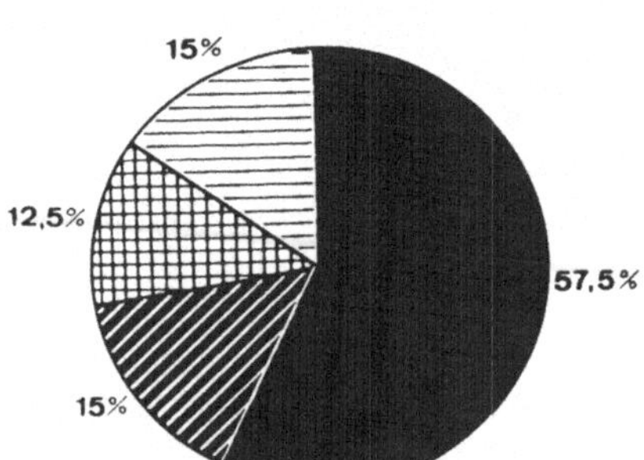

*Abb. 8. Angaben über Schmerzen bei der ersten und zweiten Hauptkon-
trolle*

Die Weichteilschwellungen sind in Abb. 9 zusammengefaßt. Daraus geht
hervor, daß bei der zweiten Hauptkontrolle etwa ein Drittel der 47 Patienten noch Schwellungen aufwies.

Die Gebrauchsfähigkeit war bei der ersten Hauptkontrolle noch etwa bei
der Hälfte der Patienten wesentlich behindert, bei der zweiten Hauptkontrolle fanden sich in dieser Gruppe nur noch 5 Fälle (Abb. 10).

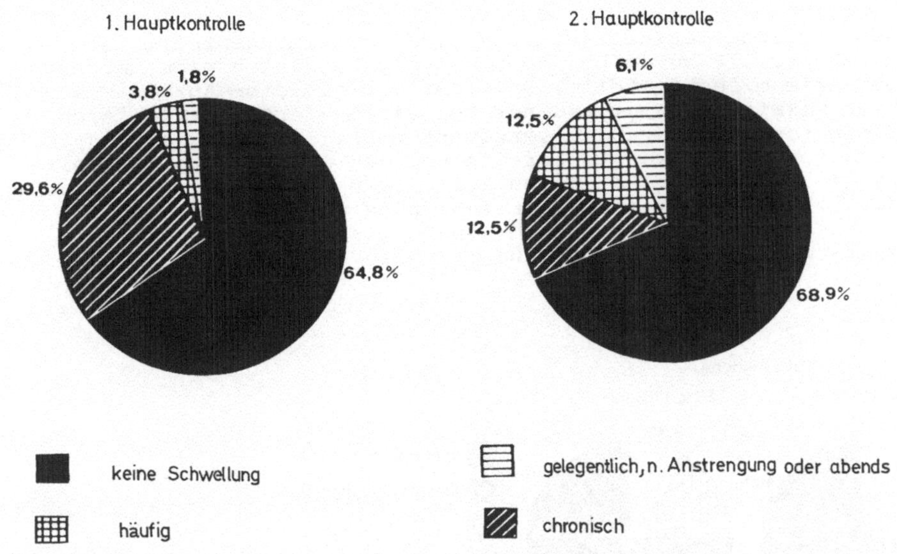

Abb. 9. Schwellungszustände der betroffenen Extremität bei der ersten und zweiten Hauptkontrolle

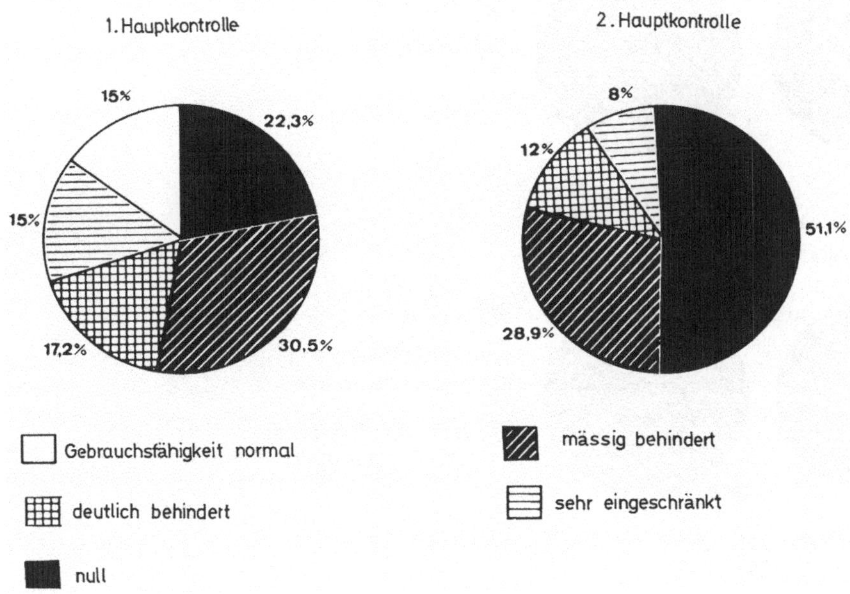

Abb. 10. Gebrauchsfähigkeit des Beines bei der ersten und zweiten Hauptkontrolle

Der röntgenologische Verlauf ist in Abb. 11 zusammengestellt. Bei der
ersten Hauptkontrolle wurde bei über 40% der Patienten eine knöcherne
Heilung per primam festgestellt. Bei fast der gleichen Anzahl bestand
ein leichter Fixationscallus und nur bei einem Viertel fanden sich
Zeichen einer Instabilität oder verzögerten Heilung. Bei der Beurteilung des Frakturspaltes konnte bereits bei der ersten Hauptkontrolle
bei nahezu der Hälfte der Patienten kein Frakturspalt mehr ausgemacht
werden, nur 5,5% wiesen eine nekrotische Zone auf. Bei der zweiten
Hauptkontrolle schließlich war noch etwa bei einem Drittel der er-
schienenen Patienten, das wären also 14 Fälle, ein Frakturspalt zu erkennen.

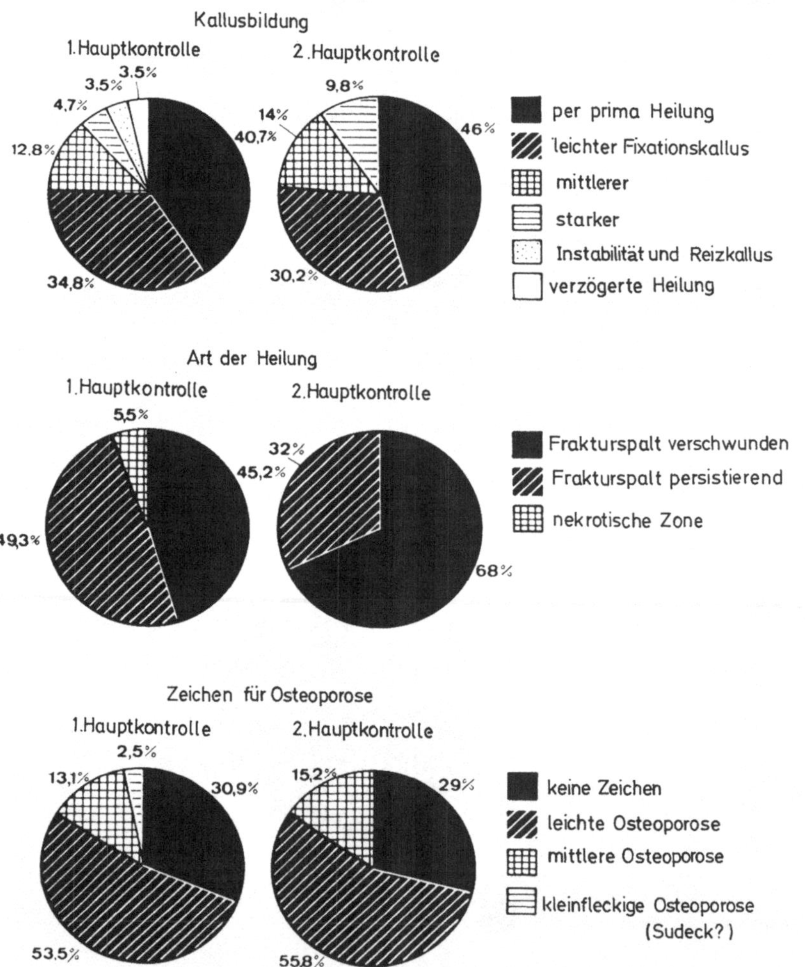

*Abb. 11. Röntgenologisches Ergebnis bei der ersten und zweiten Haupt-
kontrolle*

Lediglich 2,5% der Patienten wiesen eine kleinfleckige Osteoporose,
und nur 13% eine mittlere Osteoporose auf. Mehr als drei Viertel zeigten lediglich leichte oder keine derartigen Veränderungen.

Die Kniegelenksbeweglichkeit ist nicht in Graden, sondern in Bruchtei-
len der normalen vollen Gliederbeweglichkeit erfaßt (Abb. 12). Bei der
ersten Hauptkontrolle zeigte noch etwa ein Viertel der Patienten eine
deutliche Einschränkung, bei der zweiten Hauptkontrolle waren es nur
noch 11%.

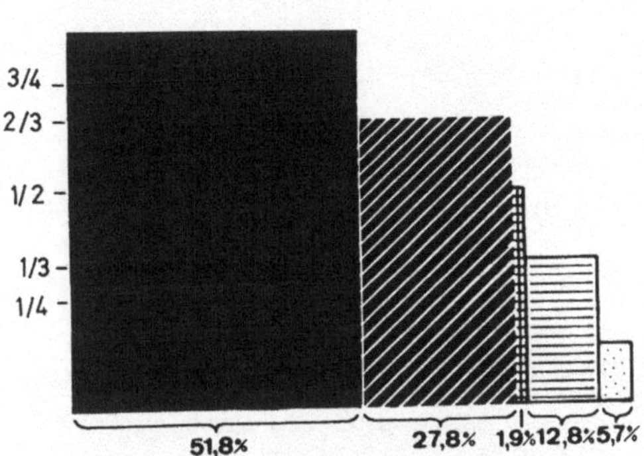

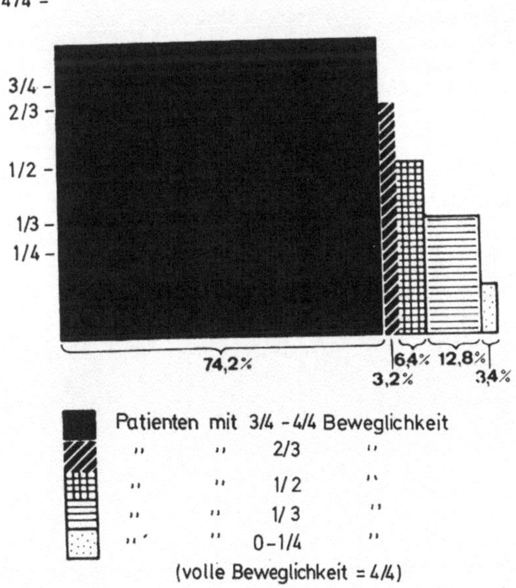

Abb. 12. *Kniegelenksbeweglichkeit bei der ersten und zweiten Hauptkontrolle*

Bei der Beurteilung der Achsenfehler fällt auf, daß am häufigsten Valgusfehlstellungen auftraten (Tabelle 3). Dies beruht u.E. insbesondere
bei älteren Leuten häufig darauf, daß durch die lateral angewandte
Kompression die im suprakondylären Bereich dünne Corticalis zu sehr
komprimiert werden kann, d.h., daß dieser Achsenfehler bei Spannen der
Platte auftritt. Um eine achsengerechte Stellung zu erzielen, sollte

deshalb bei dünner lateraler Corticalis oder deutlicher Osteoporose das Plattensitzinstrument von vorneherein nicht parallel zur Kniegelenksebene, sondern leicht gegen den medialen Condylus ansteigend eingeschlagen werden.

Tabelle 3

Ein <u>Achsenfehler</u> wurde in 7 Fällen festgestellt (1 Fall mit Rekurvation und Varus):

-    in 4 Fällen ein Valgus von maximal 15°
-    in 1 Fall ein Varus von 15°
-    in 1 Fall eine Antekurvation von 15°
-    in 1 Fall eine Rekurvation von 15°
-    in 1 Fall eine leichte Außenrotation

Tabelle 4

Bei der <u>Abschlußuntersuchung</u> äußerten sich Arzt und Patient weitgehend übereinstimmend zum <u>Behandlungsergebnis</u>:

	Patient:	Arzt:
sehr gut	27,3%	38,0%
gut	54,5%	35,5%
mäßig	18,2%	24,2%
schlecht	0,0%	2,3%

Tabelle 4 gibt über die unterschiedliche Meinung von Arzt und Patient bezüglich des Behandlungsergebnisses Aufschluß. Von den Ärzten wurden beide Extreme mehr betont. Für die Patienten gibt es weniger sehr gute, dafür aber auch gar keine schlechten Ergebnisse.

Die distale Oberschenkelfraktur

Ergebnisse der operativen Therapie

O. Trentz, G. Krischak und U. Holz

In der Literatur der letzten 10 Jahre finden sich relativ wenige Veröffentlichungen über Resultate von operativ versorgten distalen Femurfrakturen. Unter den anglo-amerikanischen Autoren berichten NEER,
GRANTHAM und SHELTON (1967) sowie STEWART, SISK und WALLACE (1966)
über größere Nachuntersuchungsreihen von distalen Oberschenkelbrüchen
und vergleichen die Resultate operativer und konservativer Verfahren
miteinander. Diese Autoren behandelten jedoch das Gros ihrer Frakturen konservativ, lediglich die schwierigen Bruchformen operativ mit
Osteosyntheseverfahren, die gemessen an AO-Prinzipien als insuffizient
zu betrachten sind. Die Ergebnisse der operierten Fälle sind dementsprechend schlecht, so daß die Autoren konservativen Verfahren den
Vorzug einräumen. SCHMIT-NEUERBURG fand 1972 bei 330 distalen Femurfrakturen, über die in den letzten 10 Jahren in der Literatur berichtet wurde, 30% unbefriedigende Behandlungsergebnisse.

Aus Kliniken, die nach AO-Richtlinien ihre distalen Femurfrakturen behandeln, sind bisher nur wenige Nachuntersuchungen mit meist geringen
Fallzahlen veröffentlicht worden. So publizierten OLERUD 1972 15 nach-
untersuchte Fälle, SLÄTIS, RYÖPPY und HUITTINEN 1971 16 Fälle und SOL-
HEIM und VAAGE 1972 20 nachkontrollierte Osteosynthesen. OLERUD be-
schreibt bei 8 offenen Frakturen und 9 Trümmerbrüchen unter seinen
15 Fällen nur 1 schlechtes Ergebnis, seine Serie ist allerdings mit
3 Infektionen belastet. Die umfangreichste Studie über 112 distale
Femurfrakturen aus verschiedenen Schweizerischen AO-Kliniken haben
1970 WENZL, CASEY, HEBERT und BELIN vorgelegt. In dem von ihnen bear-
beiteten Krankengut überwiegen noch die einfachen Frakturformen.

In den Veröffentlichungen der letzten Jahre ist eine stetige Zunahme
der schwierigen Bruchformen mit Zertrümmerung und ernsten Begleitverletzungen durch Rasanztraumen zu erkennen. Selbst in den Händen der
erfahrensten Unfallchirurgen dürften sich diese Frakturen nicht immer
nach den Idealforderungen der AO versorgen lassen, insbesondere was
die anatomische Wiederherstellung der Gelenkflächen und die stabile
Fixation betrifft.

Der nachfolgende Bericht analysiert die Nachuntersuchungsergebnisse
von operativ versorgten supra- und diakondylären Femurfrakturen der
Unfallchirurgischen Kliniken von BURRI, WELLER und TSCHERNE.

In diesen drei Kliniken wurden aus den letzten 3 1/2 Jahren insgesamt
38 supra- und diakondyläre Femurfrakturen ausgewertet und davon 30
nach einhitlichen Gesichtspunkten nachuntersucht. Der größte Teil (17)
der Nachuntersuchungen erfolgte zwischen dem 12. und 24. postoperativen
Monat (Tabelle 1). Die 38 Frakturen betrafen 34 Patienten, von denen
4 doppelseitige distale Femurbrüche hatten und 13 polytraumatisiert
waren. Die Altergruppe zwischen 41 und 65 Jahren stellte mit 16 Frakturen und 9 Polytraumen das größte Kontingent. Alle Mehrfachverletzten
waren Opfer von Verkehrsunfällen, ebenso die 4 doppelseitigen und die
10 offenen Frakturen.

Tabelle 1. Operativ versorgte supra- und diakondyläre Femurfrakturen
(BURRI, TSCHERNE, WELLER)

Gesamtzahl	38
Verstorben infolge Polytrauma	7
Verstorben infolge postoperativer Komplikation	1
Nachuntersucht	30
Nachuntersucht zwischen 4. u. 11. Mon.	7
12. u. 24. Mon.	17
25. u. 44. Mon.	6

Tabelle 2. Frakturformen

		offen I^{O}	offen II-III°
Trümmerbrüche	20	5	4
Mehrfragmentbrüche	3	1	–
Einfache Bruchformen	8	–	–
Monokondyläre Brüche	7	–	–
Summe	38	6	4

Die Aufschlüsselung der Bruchformen zeigt ein Überwiegen der Trümmerfrakturen (20), sie stellen auch fast alle offenen Brüche (Tabelle 2).

Die lokalen Begleitverletzungen wurden vorwiegend bei Trümmerfrakturen
beobachtet, ebenso Kettenbrüche der gleichen Extremität und Frakturen
des kontralateralen Beines (Tabelle 3). Die aufgeführten Quadriceps-
und Knorpelverletzungen erfassen sicher nur die schwerwiegenden und
offensichtlichen Fälle.

Tabelle 3. Lokale Begleitverletzungen

	Trümmer-brüche	Mehrfragment-brüche	Einfach-brüche	Monokondylär-brüche
Seitenband	1	–	–	–
Kreuzband	2	–	1	1
Meniscus	1	–	–	1
Knorpel	4	–	–	1
Quadriceps	3	–	–	–
Patella	3	–	1	–
Gefäße	–	–	–	–
Nerven	–	–	–	–
Frakt. gleiche Extrem.	5	–	–	2
Frakt. gegens. Extrem.	10	–	2	2

WENZL und Mitarb. postulierten 1970, daß die distalen Femurfrakturen maximal binnen 2-Std-Frist durch gelenks- und achsengerechte übungsstabile Osteosynthese versorgt werden müßten. In der vorliegenden Studie lassen die Intervalle zwischen Unfallereignis und Beginn der operativen Versorgung erkennen, daß einige primär operierte Patienten noch nach Ablauf der 8-Std-Grenze versorgt wurden. Berücksichtigt man die zum Teil mehrstündigen Operationszeiten, so ist ganz deutlich, daß selbst die Forderung, frische Frakturen innerhalb von 8-Std nach dem Unfall zu operieren, in vielen Fällen nicht erfüllt wurde. Die Tabelle 4 gibt eine Übersicht über die Intervalle zwischen Unfall und Operationsbeginn und über die Operationszeiten bei Versorgung von isolierten distalen Femurfrakturen und bei Simultanoperationen dieser Brüche mit anderen Verletzungen.

Tabelle 4

Intervall: Unfall - OP	Trümmer- brüche	Mehrfragment- brüche	Einfach- brüche	Monokondylär- brüche	Poly- traumen
Unter 8 Std	2	1	2	1	11
8 bis 24 Std	3	-	-	-	-
1 bis 3 Tage	1	1	2	1	1
4 bis 10 Tage	2	-	2	2	2
11 bis 24 Tage	1	-	-	-	3

OP-Dauer				Simultanversorgung	
Unter 1 Std	-	-	-	2	-
1 bis 3 Std	5	1	5	2	1
3 bis 5 Std	3	-	-	-	2
5 bis 7 1/2 Std	3	-	-	-	9
keine Zeitan- gabe	1	1	1	-	2

Bei der Betrachtung der gewählten Osteosyntheseverfahren fällt auf, daß die Condylenplatte eigentlich nur bei den einfachen Bruchformen und Mehrfragmentbrüchen die ihr zugedachte Bedeutung erlangt. Bei den Trümmerbrüchen wurde sie nur bei 9 von 20 Fällen eingesetzt, während 8 mal T-Platten - als Einzel- oder Doppelplatte - gewählt wurden. 4 Trümmerfrakturen wurden unter primärer Verkürzung verplattet, nur 11 mal wurde eine primäre autologe Spongiosaplastik angelagert (Tabelle 5)

Postoperativ sind von den 34 Patienten 5 Polytraumatisierte an ihren Verletzungen verstorben, 1 Patient mit isolierter Fraktur an postoperativen internen Komplikationen. Von den 30 nachuntersuchten Frakturen waren bis zum Ende der 20. postoperativen Woche 17 verheilt. Die 13 Fälle von verzögerter Bruchheilung betrafen außer einem Fall nur die Trümmerfrakturen. Obwohl alle Brüche ausgeheilt sind, waren 7 nach Ablauf des achten postoperativen Monats noch nicht konsolidiert. Nach allgemein gültiger Übereinkunft müssen diese Fälle als Pseudarthrosen geführt werden (Tabelle 6).

Bei einem Patienten kam es zu einer schweren posttraumatischen Ostitis: Es handelte sich um eine isolierte geschlossene Trümmerfraktur, mit deren Operation 2 Std und 50 min nach dem Unfall begonnen wurde. Die Osteosynthese wurde mit 2 T-Platten durchgeführt, zur Spongiosaplastik wurde neben autologer auch Cialitspongiosa verwandt, ein großer Knor-

Tabelle 5

Osteosynthese	Trümmer-brüche	Mehrfragment-brüche	Einfach-brüche	Monokondylär-brüche
Condylenplatte	9	2	7	-
Gerade Platte	3	-	-	-
T-Platte	2	1	1	1
Doppelte T-Platte	6	-	-	-
Zusätzl. Zugschr.	16	1	2	1
Nur Schrauben	-	-	-	6
Zusätzl. Spickdr.	3	-	-	-
Zusätzl. Cerclage	1	-	-	-
Unter Verkürzung	4	-	-	-
Autologe Spongiosa	11	1	2	-
Homologe Spongiosa	1	-	-	-
Total	20	3	8	7

Tabelle 6

Frakturheilung (in Wochen)	Trümmer-brüche		Mehrfrag-mentbrüche	Einfach-brüche	Monokondylär-brüche
	offen	geschl.			
Innerh. 16. Wo.	-	4	-	4	5
Zw. 17. u. 20. Wo.	1	-	2	1	-
Zw. 21. u. 32. Wo.	3	2	-	1	-
Zw. 33. u. 55. Wo.	4	3	-	-	-
Verzögerte Heilung ab 21. Wo.)	7	5	-	1	1

peldefekt am lateralen Femurcondylus durch ein konserviertes Knorpeltransplantat gedeckt. Die ganze Operation zog sich über 7 Std hin. Nach der Metallentfernung bestehen Fisteln an der Medial- und Lateralseite des distalen Femurs weiter, das funktionelle Ergebnis ist ganz schlecht, und als nächster Schritt ist die Arthrodese vorgesehen.

Bei der Beurteilung der erzielten Resultate wurden die von NEER und Mitarb. empfohlenen Bewertungskriterien zu Grunde gelegt: Für das funktionelle Ergebnis werden maximal 70 Punkte vergeben - je 20 für Schmerzfreiheit, Gehvermögen und Beweglichkeit wie vor der Verletzung und 10 Punkte für Arbeitsfähigkeit wie vor dem Unfall. Für das anatomische Endergebnis werden maximal 30 Punkte angesetzt - je 15 für einwandfreien Lokalbefund und Röntgenbefund. In unserer Auswertung ergab eine Punktzahl über 70 das Resultat "gut", unter 50 "schlecht" und die Punktzahlen dazwischen das Ergebnis mäßig.

Aufgrund dieses Vorgehens wurden von den 30 Frakturen 18 mit "gut" bewertet, 9 mit "mäßig" und 3 mit "schlecht". Wie zu erwarten, schneiden die Trümmerfrakturen am schlechtesten ab (Tabelle 7).

Tabelle 7. Resultate bei 30 supra- u. diakondylären Femurfrakturen

	Trümmer-brüche	Mehrfragment-brüche	Einfach-brüche	Monokondylär-brüche
gut	7	2	4	5
mäßig	8	-	1	-
schlecht	2	-	1	-

Die Übersicht über die verbliebenen anatomischen und funktionellen Defekte (Tabelle 8) zeigt eine Häufung von Verkürzung, Varusfehlstellung, Lockerung des lateralen Seitenbandes und Gelenkstufen bzw. -verwerfungen.

Tabelle 8. Defekte nach Osteosynthesen von 30 supra- und diakondylären Femurfrakturen

Verkürzung mehr als 1 cm	6
Varus mehr als 5°	6
Rotationsfehler über 10°	4
Seitenbandinstabilität	2
Lockerung med. Seitenband	3
Lockerung lat. Seitenband	6
Kreuzbandinsuffizienz	3
Gelenkstufen	7
Streckdefizit über 10°	4
Beugung bis weniger als 90°	3

Wenn auch die jetzt gewonnenen Nachuntersuchungsergebnisse bessere anatomische und funktionelle Ergebnisse bei der operativen Versorgung der supra- und diakondylären Frakturen erwarten lassen als nach konservativem Vorgehen, so darf man doch nicht vergessen, daß es sich um Frühergebnisse handelt. Gerade die verbliebenen Achsenfehlstellungen und Gelenkinkongruenzen dürften in absehbarer Zeit posttraumatische Arthrosen nach sich ziehen. Da das Endergebnis neben der Bruchform im wesentlichen von der Perfektion der Osteosynthese abhängt, muß permanent an einer Verbesserung der Operationsbedingungen und der Osteosynthesetechnik gearbeitet werden.

Die nachfolgende Kasuistik soll nun die Nachuntersuchungsergebnisse an einigen Beispielen veranschaulichen:

I.N. 20 J.: Polytraumatisierter mit Kettenfraktur des linken Beines, wurde noch am Unfalltag definitiv versorgt. Die monokondyläre distale Femurfraktur stellte das kleinste Problem dar. Man sieht am gleichen Bein Winkelplatte, gerade Platte, Spongiosaschrauben und Marknagel eingesetzt.

A.H. 37 J.: Offener Trümmerbruch als isolierte Verletzung. Instabile Osteosynthese mit zu kurzer Condylenplatte. Wegen verzögerter Heilung Reosteosynthese mit Spongiosaplastik; ausgedehnte Knochennekrosen und mangelhafte mediale Abstützung machten eine weitere Spongiosaplastik erforderlich. Ausheilung mit Verkürzung, Varusfehlstellung und Lockerung des lateralen Seitenbandes.

A.M. 63 J.: Polytraumatisierte mit offenem Trümmerbruch und gleichsei-
tigem offenen Unterschenkelbruch. Osteosynthese mit 2 T-Platten unter
primärer Verkürzung, Varusfehlstellung und Verwerfung des lateralen
Condylus. Wegen verzögerter Frakturheilung Reosteosynthese mit Condylenplatte und Spongiosaplastik. Bereits nach 88 Wochen sind am lateralen Condylus erhebliche arthrotische Veränderungen sichtbar.

D.E. 51 J.: Polytraumatisierte mit offener distaler Femurfraktur und
Tibiakopffraktur der Gegenseite. Beide Frakturen primär versorgt, früh
zeitige Übungsbehandlung auf Bewegungsschienen und Ausheilung mit gutem anatomischen und funktionellen Ergebnis.

F.B. 34 J.: Mehrfachverletzter, die distale Femurtrümmerfraktur wurde
sekundär am 9. Tag versorgt. Das Condylenmassiv zeigte 6 Fragmente mit
erheblichen Knorpelläsionen. Osteosynthese mit 2 T-Platten und zusätzlichen Spickdrähten. Metallentfernung in 2 Sitzungen mit zusätzlicher
Arthrolyse. Zufriedenstellendes Endresultat.

R.B. 33 J.: Isolierte Verletzung mit einfacher Bruchform. Deutliche
Lockerung des lateralen Seitenbandes. Schlechtes funktionelles Ergebnis, welches in diesem Falle nicht allein der Osteosynthese angelastet
werden kann.

Diese Beispiele mögen verdeutlichen, wo der Osteosynthese bei schweren Zertrümmerungen des distalen Femur Grenzen gesetzt sind - sie zeigen aber auch, daß in manchen Fällen ihre Möglichkeiten nicht optimal
genutzt worden sind.

<u>Literatur</u>

NEER, C.S., GRANTHAM, S.A., SHELTON, M.L.: Supracondylar fracture of
the adult femur. J. Bone Jt Surg. <u>A 49</u>, 591 (1967).

OLERUD, S.: Operative treatment of supracondylar-condylar fractures
of the femur. J. Bone Jt Surg. <u>A 54</u>, 1015 (1972).

SLÄTIS, P., RYÖPPY, S., HUITTINEN, V.M.: AOI osteosynthesis of fractures of the distal third of the femur. Acta orthop. scand. <u>42</u>, 162
(1971).

SOLHEIM, K., VAAGE, S.: Operative treatment of femoral fractures with
the AO method. Injury 4, <u>54</u> (1972).

SCHMIT-NEUERBURG, K.P.: Die Begutachtung der distalen Femur-Frakturen.
Act. traumatol. <u>2</u>, 97 (1972).

STEWART, M.J., SISK, T.D., WALLACE, S.L.: Fractures of distal third
of the femur. J. Bone Jt Surg. <u>A 48</u>, 784 (1966).

WENZL, H., CASEY, P.A., HEBERT, P., BELIN, J.: Die operative Behandlung der distalen Femurfraktur. AO-Bulletin, Bern 1970.

Ergebnisse der operativen Behandlung distaler Femurfrakturen

F. Klapp

Von 1968 bis 1973 wurden in der Unfallchir. Abteilung der Chirurg. Univ.-Klinik Homburg/Saar 30 Patienten mit distalen Oberschenkelfrakturen operativ versorgt. Es handelte sich überwiegend um männliche Verletzte, nur 4 Frauen kamen zur Behandlung. Eine 88-jährige Patientin starb postoperativ an Herz-Kreislauf-Versagen; von den anderen Patienten konnten 23 mit insgesamt 25 distalen Femurfrakturen nachuntersucht werden. 2 Patienten hatten beiderseits eine distale Femurfraktur erlitten.

Das Alter der nachuntersuchten Patienten lag zwischen 15 und 67 Jahren das Durchschnittsalter betrug 38 Jahre. Verletzungsursache war in 17 Fällen ein Verkehrsunfall, während 6mal ein Arbeitsunfall Ursache der distalen Oberschenkelfraktur war. Unter den Verkehrunfällen waren PKW- und Mopedunfälle am häufigsten vertreten (Tabelle 1).

Tabelle 1. Verletzungsursache. 23 Verletzte mit distalen Femurfrakturen

Verkehrsunfall	–	17	Arbeitsunfall	–	6
LKW	–	1	(ohne 2 Wegeunfälle)		
PKW	–	9			
Motorrad	–	1			
Moped	–	4			
Fußgänger	–	2			

Die Aufschlüsselung in Frakturtypen ergab 6 suprakondyläre Quer- oder kurze Schrägfrakturen, darunter eine Osteoepiphyseolyse Typ Aitken I, und 3 nur suprakondylär gelegene Trümmerfrakturen. Reine Y-Frakturen lagen in 3 Fällen vor, während 8mal eine perkondyläre Trümmerfraktur bestand. Monokondyläre Frakturen fanden sich bei 6 Patienten, einer dieser Patienten hatte sich gleichzeitig eine hohe suprakondyläre Querfraktur zugezogen. 7 Frakturen waren offen, davon 3 erstgradig, 2 zweit gradig und 2 drittgradig. Bandverletzungen und Meniscusverletzungen waren selten. 2mal war das Lig. collaterale laterale zerrissen und einmal das hintere Kreuzband. Der mediale Meniscus war in einem Falle verletzt (Tabelle 2).

Durch die Osteosynthese konnte in nahezu allen Fällen eine Übungsstabilität erreicht werden. Nur 2mal wurde bei ausgedehnten Trümmerzonen lediglich eine Lagerungsstabilität erzielt. Durch eine ausgiebige Spongiosaplastik kam es in beiden Fällen zu einer komplikationslosen Knochenbruchheilung. Insgesamt wurde 6mal eine primäre und einmal eine sekundäre Spiongiosaplastik durchgeführt.

Tabelle 2. 25 distale Femurfrakturen

		davon offene Frakturen
Suprakondyläre Quer- oder kurze Schrägfrakturen (darunter 1 Osteoepiphyseolyse, Typ Aitken I)	- 6	3 (1., 2. u. 3. Gr.)
Suprakondyläre Trümmerfrakturen	- 3	1 (1. Gr.)
Y-Frakturen	- 3	
Perkondyläre Trümmerfrakturen	- 8	3 (1., 2. u. 3. Gr.)
Monokondyläre Frakturen (darunter 1 Fraktur mit gleichzeitiger hoher suprakondylärer Querfraktur)	- 6	

Bei 4 Patienten kam es nach Osteosynthese zu Kniegelenksergüssen, die
bis zu 3mal abpunktiert wurden. In einem Falle trat eine Infektion aus·
schließlich der Weichteile auf, die folgenlos zur Abheilung gebracht
werden konnte. Bei einer drittgradig offenen suprakondylären Querfraktur mit ausgedehnten Quetschverletzungen des Oberschenkels und des
Perineums trat eine schwere Osteomyelitis auf. Durch mehrfache operative Eingriffe konnte die Infektion zum Abklingen gebracht werden. Die
Fraktur verheilte jedoch pseudarthrotisch. Die Weichteilverhältnisse
sind jetzt reizlos, der Patient ist jedoch nicht bereit, sich einem
erneuten stabilisierenden Eingriff zu unterziehen.

Bei der <u>Nachuntersuchung</u>, die 13 bis 70 Monate nach der Osteosynthese
durchgeführt wurde, gaben 14 Patienten keine oder nur leichte Beschwer·
den an. 9 äußerten mäßige Beschwerden, vor allem bei Belastung und
Wetterumschwüngen.

14 der 23 Patienten hatten einen völlig freien und unauffälligen Gang;
bei einem weiteren Patienten war ein leichtes Hinken feststellbar.
6 Patienten hinkten und benutzten zum sicheren Gehen einen Stock. 2 Pa·
tienten konnten nur mit 2 Stöcken laufen. Es handelte sich um den Patienten mit einer Pseudarthrose sowie um einen 71-jährigen Rentner,
der sich außer einer suprakondylären Femurtrümmerfraktur auf der Gegenseite noch eine Tibiakopffraktur zugezogen hatte. Eine geringe Bein·
längendifferenz wurde in 9 Fällen festgestellt, sie betrug maximal
2,5 cm in einem Falle (Tabelle 3).

Tabelle 3. 23 Patienten

Gangbild		Beinlängendifferenz	
Freier Gang	-14	0 cm	- 14
Leichtes Hinken	- 1	0,5 cm	- 3
		1,0 cm	- 3
Hinken, 1 Gehstock	- 6	1,5 cm	- 1
2 Gehstöcke	- 2	2,0 cm	- 1
		2,5 cm	- 1

Die Funktion der Hüfte war nur bei 5 Patienten geringgradig eingeschränkt. Die Kniebeugung wies in 5 Fällen keine Einschränkung auf.

Eine Einschränkung bis 10° wurde 2mal festgestellt, bis 20° 7mal, bis 30° 5mal, bis 50° 2mal und bis 70° weitere 4mal. Eine vollkommene Kniestreckung war in 19 Fällen durchführbar. Eine Einschränkung bis 10° fand sich nur in 4 Fällen. 2 Kniegelenke waren um 10 bzw. 15° überstreckbar. Diesem Befund lag eine entsprechende Rekurvation des distalen Femurs zugrunde (Tabelle 4).

Tabelle 4. 25 distale Femurfrakturen

Kniebeugung		Kniestreckung	
Keine Einschränkung	- 5	Keine Einschränkung	- 19
Einschränkung bis 10°	- 2	Einschränkung bis 10°	- 4
Einschränkung bis 20°	- 7	Überstreckung um 10°	
Einschränkung bis 30°	- 5	bzw. 15°	- 2
Einschränkung bis 50°	- 2		
Einschränkung bis 70°	- 4		

Die Stabilität des Kniegelenkes war in den meisten Fällen gut. Einmal war der mediale Gelenkspalt und 2mal der laterale Gelenkspalt geringgradig vermehrt aufklappbar. In 3 Fällen bestanden Anzeichen für eine leichte Lockerung des vorderen Kreuzbandes. Ein Gefühl der Haltlosigkeit im Kniegelenk wurde von den Patienten nicht angegeben.

Die vergleichende Messung des Oberschenkelumfanges 20 cm oberhalb des medialen Kniegelenkspaltes zeigte geringgradige Differenzen. Nur in 2 Fällen trat der Unterschied mit 2,5 bzw. 3 cm deutlicher hervor.

Die Röntgenkontrolle zeigte bis auf eine Pseudarthrose stets eine knöcherne Überbauung der Fraktur. Auffallend häufig fand sich eine Varisierung im Frakturbereich. 6mal bestand ein leichter Varusknick bis zu 3°. Die weiteren Varusfehlstellungen betrugen 2 x 5°, 1 x 6° und 1 x 8°. Rekurvation von 5° und 10° wurden je 2mal gefunden, während eine Fraktur eine Rekurvation von 15° aufwies. Valgusfehlstellungen und Antekurvation wurden nicht nachgewiesen (Tabelle 5).

Tabelle 5. 25 distale Femurfrakturen

Varus		Valgus	Rekurvation		Antekurvation
bis 3°	-6	0	5°	-2	0
5°	-2		10°	-2	
6°	-1		15°	-1	
8°	-1				

Die Gelenkfläche zeigte 2mal eine Stufe von je 3 mm im unbelasteten Teil; die übrigen Kniegelenke zeigten eine stufenlose Gelenkfläche.

In insgesamt 9 Fällen ließen sich Anzeichen für eine beginnende Gonarthrose nachweisen.

Bei der Beurteilung des Gesamtergebnisses zeigte sich, daß oftmals Zusatzverletzungen den Heilungsablauf mitbestimmt haben.

So bestanden bei 17 und 23 nachuntersuchten Patienten Mehrfachverletzungen, wodurch vor allem die Mobilisierung z.T. erheblich behindert
wurde. Auch Alter und Ausmaß der Traumatisierung des distalen Oberschenkels zeigten einen deutlichen Einfluß auf das Endergebnis. Wir
beurteilten das Ergebnis der operativ versorgten distalen Oberschenkelfrakturen nach der von NEER ausgearbeiteten Bewertungstabelle.

17 der 25 distalen Oberschenkelfrakturen wurden mit gut bewertet und
7 mit mäßig. Die Infektpseudarthrose wurde als schlecht beurteilt (Tabelle 6).

Tabelle 6. Ergebnisse der distalen Femurfrakturen

	gut	mäßig	schlecht
Suprakondyläre Querfraktur	3	1	1
Suprakondyläre Trümmerfraktur	2	1	
Y-Fraktur	2	1	
Perkondyläre Trümmerfraktur	4	4	
Monokondyläre Fraktur	6		
Insgesamt	17	7	1

Ergebnisse der Behandlung distaler Femurfrakturen

H. Scholze

In den Jahren 1968-1972 behandelten wir an der Chirurgischen Klinik
rechts der Isar der Technischen Universität München 49 Patienten mit
Frakturen des distalen Femurs.

Altersverteilung

Bei 25 Männern lag das Durchschnittsalter bei 31 Jahren, bei 24 behandelten Frauen lag es mit 66,2 Jahren wesentlich höher. Jünger als 30
Jahre waren hierbei 3 Frauen und 11 Männer, älter als 60 Jahre dagegen 13 Frauen und nur 2 Männer.

Frakturformen

Bei 49 Frakturen des distalen Femurs - die Verletzungen des distalen
Femurschaftes sind nicht berücksichtigt - fanden wir folgende Verteilung:

Unikondyläre Frakturen   6
Suprakondyläre Frakturen   23
Supradiakondyläre Frakturen   18
Partielle Epiphysenlösung   2

Behandlung

Die unikondylären Frakturen wurden einmal konservativ, 5mal durch Osteo
synthese mittels Spongiosaschrauben versorgt.

Da sich bei der Behandlung und deren Beurteilung für die suprakondylären und die supra-diakondylären Frakturen keine auffallenden Unterschie
de zeigen, werden sie hier gemeinsam betrachtet. Von den 41 Frakturen
wurden 13 konservativ behandelt, bei 24 Patienten wurde eine Osteosynthese mit Hilfe einer Condylenplatte durchgeführt. In 18 von diesen
Fällen wurde zusätzlich Eigenspongiosa implatiert, da größere Trümmerzonen im Frakturbereich bestanden. Bei 10 Patienten wurden zusätzlich
Spongiosaschrauben eingebracht. In einem Fall wurde die Fraktur über
eine zurechtgebogene Hüftplatte stabilisiert. Eine suprakondyläre Fraktur, bei welcher eine Kniegelenksarthrodese bestand, wurde mit Mark-
raumnagel versorgt. In 2 Fällen erfolgte die Fixation der Fraktur durch
äußere Spanner.

Die beiden Epiphysenlösungen wurden konservativ behandelt.

Von den konservativ behandelten Patienten verstarben 2 während der stationären Behandlung an Pneumonie, 4 weitere Patienten innerhalb eines Jahres nach Krankenhausentlassung. Von den operierten Patienten verstarb ein Patient an einer Fettembolie. Als weitere Komplikationen fanden wir bei den operierten Patienten 2 Infektionen. In einem Fall wurde die Amputation des Unterschenkels notwendig, bei 2 weiteren Patienten bildete sich eine Pseudoarthrose aus, einmal sahen wir dabei den Bruch einer Condylenplatte.

Das Operationsergebnis bei den unikondylären Frakturen ergab in allen Fällen Übungsstabilität. Bei den mit Condylenplatten versorgten Frakturen bestand Übungsstabilität bei 21 Patienten, bei 2 Patienten nur Lagerungsstabilität. Die Hüftplatte und Nagel versorgte Fraktur waren übungsstabil, die mit äußeren Spannern versorgten Frakturen waren lagerungsstabil.

Das postoperative Röntgenergebnis zeigte bei den konservativen und operativ behandelten unikondylären Frakturen anatomische Fragmentstellung, bei den konservativ behandelten suprakondylären und diakondylären Frakturen anatomische Stellung in einem Fall, eine Gelenkstufe bei 2 Patienten und eine Achsenfehlstellung in 6 Fällen. Bei den operierten Patienten mit Condylenplatte fanden wir anatomische oder annähernd anatomische Stellung in 16 Fällen, eine Gelenkstufe in einem Fall, eine Achsenfehlstellung in 6 Fällen. Die mit Hüftplatte und Nagel versorgte Fraktur war annähernd anatomisch gestellt. Die mit äußeren Spannern versorgten Frakturen zeigten Gelenkstufen und Achsenfehlstellungen. Die konservativ behandelten Epiphysenlösungen zeigten annähernd anatomische Stellung.

Das Spätergebnis der versorgten distalen Femurfrakturen wurde nach dem Röntgenergebnis, nach dem Gangbild, nach der Kniebeweglichkeit, nach Schmerzzuständen und nach bestehender Schwellneigung beurteilt.

Bei dem Röntgenergebnis unterschieden wir zwischen primärer Knochenbruchheilung, geringem Reizcallus, starkem Reizcallus und Pseudoarthrosenbildung, beim Gangbild zwischen freiem Gang, hinkendem Gang, Benutzung von einer Stockhilfe und Benutzung von Krücken, bei der Kniegelenksbeweglichkeit zwischen freier Beweglichkeit, 3/4 Beweglichkeit, 1/2 Beweglichkeit und 1/4 Beweglichkeit, bei Schmerzzuständen zwischen Schmerzfreiheit, gelegentlich auftretenden Schmerzen, Schmerzen bei Belastung und Dauerschmerzen, bei der Schwellneigung zwischen fehlender Schwellneigung, Anschwellen nach Überanstrengung, häufigem Anschwellen und dauernder Schwellung (Tabelle 1).

Daraus ergibt sich das Gesamtergebnis. Die konservativ behandelte unikondyläre Fraktur hatte ein gutes funktionelles Ergebnis. Die operativ versorgten unikondylären Frakturen waren viermal sehr gut, einmal gut. Die konservativ behandelten supra- und diakondylären Frakturen waren 2mal gut, 4mal mäßig und 1mal schlecht. Die mit Condylenplatte versorgten waren 8mal sehr gut, 9mal gut, 4mal mäßig und 2mal schlecht. Die mit Hüftplatte versorgte Fraktur und die genagelte Fraktur waren gut. Die mit äußeren Spannern versorgten Frakturen waren 1mal mäßig und 1mal schlecht. Die konservativ behandelten Epiphysenlösungen waren gut.

Daraus ergibt sich für die konservativ behandelten Frakturen 5mal ein gutes Ergebnis, 4mal ein mäßiges Ergebnis und 1mal ein schlechtes Ergebnis. Bei den operativ behandelten Frakturen dagegen 12mal ein sehr gutes Ergebnis, 12mal ein gutes Ergebnis, 5mal ein mäßiges und 3mal ein schlechtes Ergebnis. Es muß jedoch darauf hingewiesen werden, daß diese

Gegenüberstellung der operativ und konservativ behandelten Frakturen
unfair ist, da wir primär immer die operative Versorgung der distalen
Femurfrakturen anstrebten, die konservativ behandelten Frakturen somit eine negative Auswahl darstellen.

Besonders hinzuweisen ist zum Schluß auf drei Frakturen. Es handelt
sich um supra-diakondyläre Schußfrakturen. Eine dieser Frakturen wurde
mit Condylenplatte versorgt. Postoperativ mußte der Unterschenkel am-
putiert werden, da es zu einer Verlegung der venösen Endstrombahn gekommen war. Die beiden anderen Frakturen wurden durch äußere Spanner
fixiert.

Frakturformen	♀	♂		Behandlung		Stationär verstorben	Innerhalb 1 Jahr verstorben		Infektion	Amputation	Pseudarthrose	Metallbruch	Operations-ergebnis			Röntgenergebnis I postoperativ			Röntgenergebnis II nach Metallentfernung			
													ÜS	LS	IS	A	GS	AF	PP	RK +	RK ++	PA
Unikondyläre Frakturen	3	3	6	Konservativ	1											1				1		
				Schrauben	5								5			5			5			
Suprakondyläre Frakturen	8	15	23	Konservativ	13	2	4	7								1	2	6			7	
				Kondylen-platte 18 Sp 10 SS	24	1		23	1	1	2	1	21	2		16	1	6	10	6	4	2
				Andere Platte	1								1			1				1		
				Nagel	1								1			1					1	
Supra-diakondyläre Frakturen	12	6	18	Äußere Spanner	2				1				2				2	2		1	1	
Epiphysenlösung	1	1	2	Konservativ	2											2				2		

(Suprakondyläre Frakturen: ♀8 ♂15 = 23; Gesamt 41.)

Frakturformen	Behandlung	Gangbild				Kniebeweglichkeit				Schmerz				Schwellneigung				Gesamtergebnis			
		F	H	1 S	2 S	4/4	3/4	1/2	1/4	∅	(+)	+	+ +	∅	(+)	+	+ +	1	2	3	4
Unikondyläre Frakturen	Konservativ	1					1				1			1					1		
	Schrauben	5				4	1			1	4			5				4	1		
	Konservativ																		5	4	1
Suprakondyläre Frakturen	Konservativ		2	4	1		1	2	3		2	3	2	1	1	5			2	4	1
	Kondylen-platte 18 Sp 10 SS	9	7	3	3	9	8	3	2	6	11	4	2	9	7	5	1	8	9	4	2
	Andere Platte		1				1				1				1				1		
	Nagel		1			Arthrodese					1				1					1	
Supra-diakondyläre Frakturen	Äußere Spanner			1	1			2				1	1			2				1	1
	Operativ																	12	11	6	3
Epiphysenlösung	Konservativ	1	1				2				2				2				2		

Sp = Spongiosatranspl.; SS = Spongiosaschr.
ÜS = Übungsstabil; LS = Lagerungsstabil; IS = Instabil.
A = Anatomisch; GS = Gelenkstufe; AF = Achsenfehler.
PP = Primäre Knochenheilung; RK = Reizkallus; PA = Pseudarthr.
F = Freier Gang; H = Hinken; 1 S = 1 Stock; 2 S = 2 Stöcke.
∅ = Schmerzfrei; (+) = gelegentlich; + = Belastungsschmerz; + + = Dauerschmerz.
∅ = keine; (+) = bei Überanstrengung; + = häufig; + + = dauernd.

Diskussion und Empfehlungen (Leitung: H. Tscherne)

A. Rüter und C. Burri

Einteilung

Nach anatomischen Gesichtspunkten sollen folgende Frakturlokalisationen Verwendung finden (Abb 1):
- distale Femurschaftfrakturen
- supracondyläre Femurfrakturen
- diakondyläre Femurfrakturen
- Kombinationen

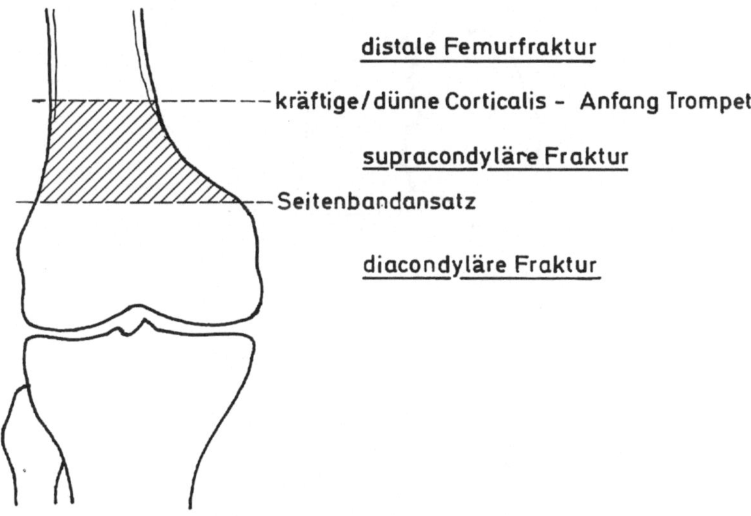

Weitere Charakteristika:

- Verlauf der Frakturlinien
- Dislokation
- Mehrfragment (bis 5 Bruchstücke)
- Trümmerfraktur (über 6 Fragmente)
- Trümmerzone - außerhalb des Gelenkes
             - im Gelenk - tragender
                         - nicht tragender Anteil

Abb. 1. Einteilung nach anatomischen Gesichtspunkten

Die distale Femurfraktur reicht distal bis zum Übergang der starken in die dünne Corticalis oder bis zum Beginn der trompetenartigen Erweiterung des distalen Femurs. Von dieser Stelle bis zum Ansatz der Seitenbänder liegt die Zone der suprakondylären Brüche.

40

- Einteilungen, die sich allein auf die Distanz des Bruches von der
Kniegelenksachse in cm beziehen, sind nicht sinnvoll, da sie auf unterschiedliche Körpergrößen keine Rücksicht nehmen.

- Bei den diakondylären Brüchen ist die Unterteilung V - T - Y unnötig.
Die Einteilung von NEER mit den Formen 1, 2a, 2b und 3 gibt mehr über
die begleitenden Weichteilschäden als über die Bruchform Auskunft und
ist daher auch nicht zu verwerten.

Um die Frakturen in vergleichbare Gruppen aufteilen zu können, ist
noch zu unterscheiden, wo die Trümmerzone liegt, d.h. betrifft die
Zertrümmerung die Gelenkanteile oder den suprakondylären Bereich (Abb.
2)?

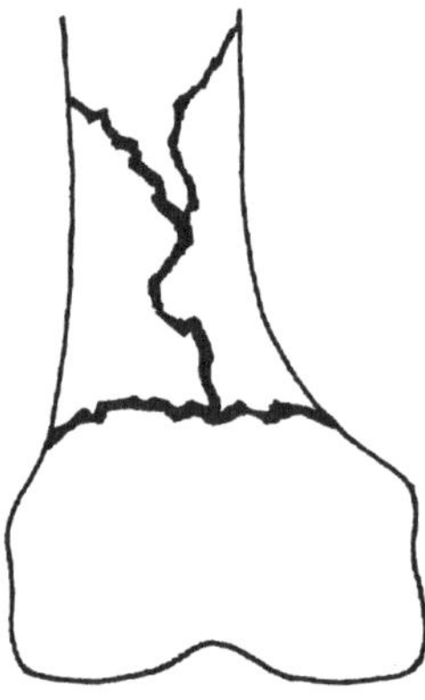

distale und supra-
kondyläre Femurfraktur

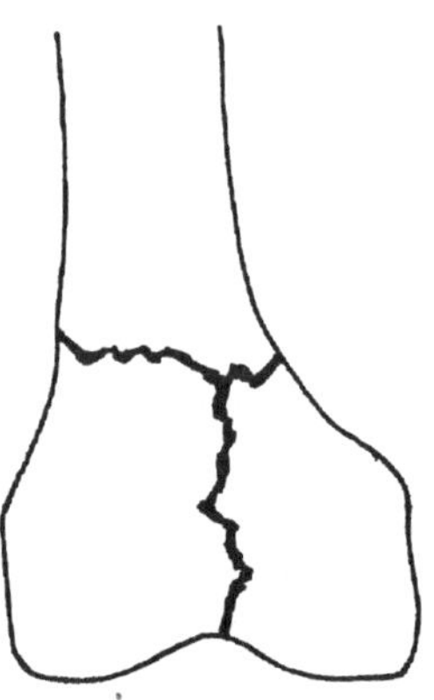

supra- und dia-
kondyläre Femurfraktur

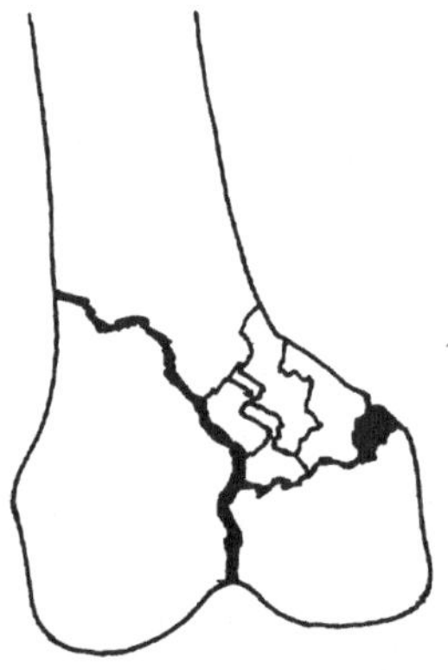

supra- und diakondylär
mit kondylärer Trümmerzone

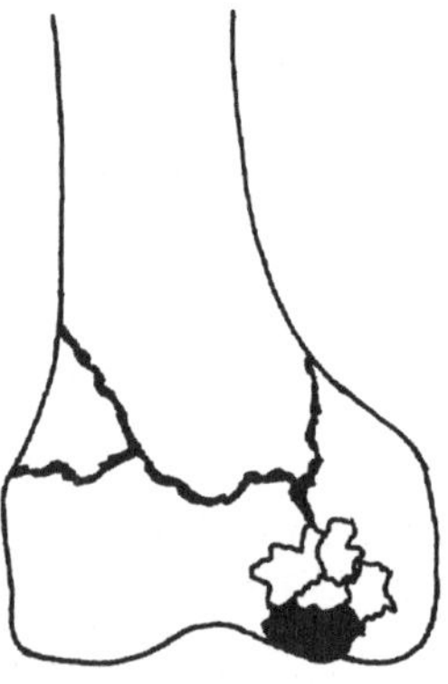

diakondylär mit Trümmerzone
im tragenden medialen Gelenkanteil

Abb. 2. Beispiele verschiedener Frakturtypen

Operationszeitpunkt

Die Osteosynthese der distalen Femurfrakturen gestaltet sich oft, die-
jenige der diakondylären meistens technisch schwierig. Zusätzlich fin-

den sich diese Frakturen häufig im Rahmen eines Polytraumas. Eine Primärversorgung stellt daher oft nicht das optimale Vorgehen dar. Dies einmal, da in der Notfallsituation nicht immer das erfahrendste Operationsteam zur Verfügung steht. Vielmehr aber noch, da es sich eben häufig um polytraumatisierte Patienten handelt, denen diese sich oft über Stunden ausdehnenden Eingriffe nicht sofort zugemutet werden sollten. Die Sekundärversorgung ist so, zumindest quoad vitam, das sicherere Vorgehen, selbst wenn sie gelegentlich für die Gelenkrekonstruktion zusätzliche Schwierigkeiten bringt.

Zur Indikation Primär- oder Sekundärversorgung müssen also die Bruchform, die Erfahrung des zur Verfügung stehenden Operationsteams, der Gesamtzustand des Patienten (Polytrauma, kardiale oder pulmonale Vorschädigung, Lebensalter etc.) in Rechnung gestellt werden.

Bei dem Entschluß zur Sekundärversorgung ergibt sich als nächste Frage: Welche Maßnahmen sind in der Zwischenzeit zu ergreifen? Hierbei muß das Vorgehen gewählt werden, das einerseits erlaubt, bei entsprechender Entwicklung der Gesamtsituation den Patienten weiterhin konservativ zu behandeln, d.h. das keinen späteren operativen Eingriff _erzwingt_ andererseits aber auch den sekundären Eingriff nicht unmöglich macht. Aus letzterer Überlegung sollte der Fixateur extern nur mit Zurückhaltung verwendet werden, da die Steinmann-Nägel nicht selten den Ausgangspunkt einer lokalen Infektion darstellen, die dann einen Sekundäreingriff verbietet. Außerdem bedeutet das Einbringen der Steinmann-Nägel in ein Trümmergebiet oft schon einen größeren und länger dauernden Eingriff. Als Vorgehen der Wahl empfiehlt sich die Tibiakopfextension. Ein Hämarthros soll abpunktiert werden, wenn die operative Versorgung aufgeschoben oder konservativ behandelt werden muß. Das Kniegelenk muß in der Extension bewegt werden. Bei weiter konservativer Behandlung muß die Extension spätestens nach 3 Wochen entfernt oder notfalls nach transkondylär umgesetzt werden, da nicht länger als 3 Wochen über das Kniegelenk gezogen werden soll (Tabelle 1).

Tabelle 1. Versorgungszeitpunkt der distalen Femurfraktur

1. Alleinige Verletzung, guter Allgemeinzustand, geübtes Operationsteam, günstige Weichteile	Sofortversorgung
2. Alleinige Verletzung, reduzierter Allgemeinzustand	Verbesserung des AZ, operative Versorgung
3. Alleinige Verletzung, schlechte Weichteilverhältnisse	Extension, Tuberositas, sekundäre Versorgung
4. Polytrauma, gute Weichteilverhältnisse	Extension, Tuberositas, operative Versorgung nach Erholung des Patienten
5. Polytrauma, schlechte Weichteilverhältnisse	Extension, Tuberositas (längstens 3 Wochen), sekundäre Versorgung oder konservativ
6. Offene Verletzung	möglichst primäre operative Versorgung

Bei der Sekundärversorgung, vor allem wenn diese erst in der zweiten Woche erfolgt, ist die nun schon anfixierte Trümmerzone zu belassen

und eine "Überbrückungsosteosynthese" zwischen Condylen und Femurschaft anzustreben. Gleichzeitig erfolgt die Spongiosaanlagerung im
zertrümmerten Gebiet, wobei vor allem darauf zu achten ist, daß eine
mediale Brücke geschaffen wird (Abb. 3).

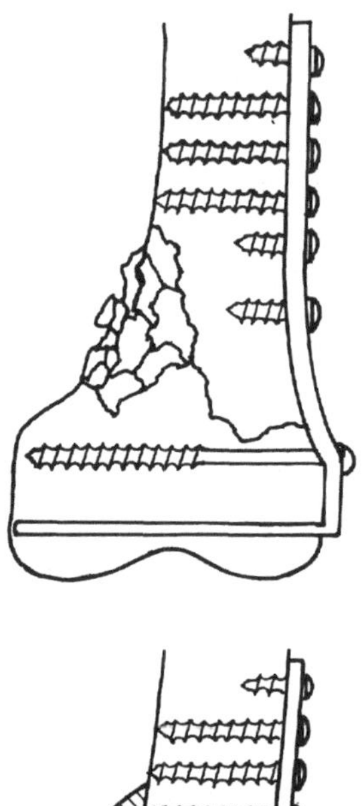

Mediale Trümmerzone mit
vitalen Fragmenten:

- Lateraler Aufbau
- Keine mediale Denudierung
- Überbrückungsosteosynthese
  mit Condylenplatte ohne
  Reposition der Trümmer-
  fragmente

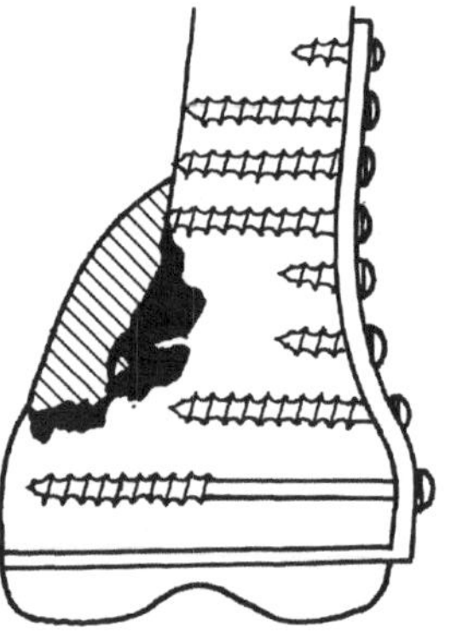

Mediale Trümmerzone
mit verbleibendem Defekt:

- Lateraler Aufbau
- Überbrückungsosteosynthese
  mit Condylenplatte
- Mediale Abstützung durch
  Einbringen autologer
  Spongiosa

Abb. 3. Überbrückung von Trümmerzonen

Die Vorbehalte gegen den Fixateur extern gelten nicht bei offenen
Frakturen, da hier die Infektionsprophylaxe durch Stabilitätsgewinn
höher zu veranschlagen ist, als die mögliche Infektion entlang der
Steinmann-Nägel. Erfahrungsgemäß reicht der Fixateur extern und auch
der Wagner-Apparat in diesem Frakturgebiet jedoch kaum für eine dauerhafte, stabile Fixierung aus, so daß auch bei dieser Primärversorgung
eine sekundäre Plattenosteosynthese in Betracht gezogen werden muß.

Zugänge

In den allermeisten Fällen reicht der laterale Zugang aus. Nach Einkerben des Ligamentum patellae kann in der Regel die Patella soweit
luxiert werden, daß man genügend Überblick über die Condylen erhält.
Das Auslösen der Tuberositas tibiae ist selten oder nie nötig. Wird

es doch einmal durchgeführt, muß die Tuberositas nutenartig ausgemeis-
selt werden, damit sie sich bei Reinsertion so verkeilt, daß funktionell nachbehandelt werden kann.

Ergibt sich jedoch die Notwendigkeit einer zusätzlichen medialen Osteosynthese, ist es besser, sich durch eine relativ kleine mediale Incision den nötigen Zugang zu verschaffen und nicht das Femur von lateral
her ausgedehnt zu denudieren.

Operationstechnik

Bei den diakondylären Frakturen, insbesondere des Jugendlichen, muß
vor dem Einschlagen des Plattensitzinstrumentes das Condylenmassiv
verschraubt und in Richtung des Plattensitzes vorgebohrt werden, da
die Fragmente sonst beim Einschlagen des Meißels- gelegentlich unter
Ausreißen der primär eingebrachten Schraube - dislociert werden können oder neue Frakturen entstehen. Die standardmäßig zur Verfügung
stehende Klinge von 60 mm ist bei korrekter Plattenlage und einem
kräftigen Erwachsenen im Condylenmassiv zu versenken. Bei anderen Si-
tuationen kann sie sich als zu lang erweisen. Es sollten daher Platten mit 50-mm-Klinge zur Verfügung gestellt werden.

Bei den intrakondylären Trümmerbrüchen, insbesondere bei den tangentialen Frakturen der Condylen, läßt sich die Condylenplatte oft nicht
verwenden. Gelegentlich reicht eine entsprechend vorgebogene Ober-
schenkelplatte aus. Die Hüftarthrodesenplatte wäre von der Form her
brauchbar, ist aber zu kräftig, so daß sich hierdurch Weichteilpro-
bleme ergeben können. Für diese Fälle, in denen sich die Osteosynthese
nicht mit einer Condylenplatte durchführen läßt, bietet die in Ulm entwickelte Platte wesentliche Vorteile und sollte, nach Ansicht der
Diskussionsteilnehmer, für diese gesonderte Indikation eingesetzt werden können.

Wenn irgend möglich, sollte man Doppelplatten vermeiden, da die Vitalität des beidseits gefaßten Knochensegmentes doch zu stark beeinträchtigt wird.

Ein besonderes Problem der Trümmerfrakturen ist die Bestimmung der
Rotation. Zwar können Rotationsfehler bis zu einem gewissen Umfang
vom Hüftgelenk und der Wirbelsäule her kompensiert werden, 20° stellen
hier aber sicher den äußersten Grenzwert dar. Schwerwiegende Rotationsfehler lassen sich am sichersten dadurch vermeiden, daß das am distalen Fragment fixierte Implantat provisorisch proximal fixiert und dann
eine Röntgen- oder Durchleuchtungskontrolle nach DUNN durchgeführt
wird. Bei bekannter Knieachse zeigt dann die Antetorsion des Schenkel-
halses die Gesamtrotation im Femur.

Rekurvationsfehler lassen sich vermeiden, wenn während der Operation
das Kniegelenk etwa 20° gebeugt gelagert und dadurch der Zug des
Gastrocnemius am distalen Fragment aufgehoben wird.

Spongiosaplastiken bergen die Gefahr in sich, zu Verklebungen zwischen
der Spongiosa und dem Quadriceps mit nachfolgender Bewegungseinschränkung im Kniegelenk zu führen. Dies läßt sich vielleicht durch die
Rechtwinkellagerung in Hüfte und Kniegelenk und Frühmobilisation vermeiden. Andererseits besteht dadurch aber die Möglichkeit, daß die
Spongiosa sich mit der Muskulatur bewegt und somit ihre Einheilung
beeinträchtigt wird.

Spätkomplikationen

Bei von der Hannover-Klinik nachkontrollierten Sammelfällen (s. Arbeit
von TRENTZ) wurde nur 3mal eine Arthrolyse notwendig. Quadricepsseh-
nenplastiken sind keine angegeben. Dies ist an sich erstaunlich, da
doch angenommen werden muß, daß bei diesen Trümmerfrakturen des distalen Femurs häufiger Verklebungen zwischen Muskel und Knochen auftreten. Die Indikation zur Quadricepssehnenplastik ist jedoch sehr eng
zu stellen, da dieser Eingriff nur dann angezeigt ist, wenn der Muskel
funktionstüchtig bleibt. Sonst wird durch die Verlängerung lediglich
der verbliebene Bewegungsausschlag des Kniegelenkes im Sinne der Beugung verschoben, d.h. es kann ein Streckdefizit resultieren, das für
den Patienten wesentlich ungünstiger ist als der Vorzustand.

Auch die geringe Zahl der schweren und subjektiv erheblich störenden
Arthrosen ist zunächst erstaunlich. Hier ist jedoch zu bedenken, daß
die Knorpelzertrümmerung häufig in den dorsalen Anteilen der Condylen
und im Interkondylärgebiet angetroffen werden. Diese Regionen kommen
jedoch im Moment der maximalen Druckbeanspruchung des femoro-tibialen
Gelenkes, die ja bei gestrecktem Knie erfolgt, nicht unter Belastung.
Defekte und Stufen in diesem Bereich werden daher relativ gut toleriert.

Begleitende Bandverletzungen

Die Kreuzbänder sind oft knöchern ausgerissen. Gelegentlich können die
Fragmente am proximalen Kreuzbandansatz bei der Osteosynthese ausreichend stabil eingeklemmt werden. Ist dies nicht oder nur fraglich
möglich, wird der Ansatz durch eine Drahtnaht gesichert. Rein ligamentäre Verletzungen werden genäht. Zur Entlastung dieser Naht wird
zusätzlich ein Draht durch den distalen Stumpf des Bandes geführt,
der entweder durch zwei Bohrkanäle am Femur geleitet oder einfach
zwischen die Fragmente eingeklemmt werden kann.

Besondere Probleme

Auf die Schwierigkeiten zur Bestimmung der Rotation wurde bereits hingewiesen. Eine Rotationsbestimmung durch "flaches Liegen" des Patienten einerseits und die Stellung des Fußes andererseits ist sicher
nicht ausreichend, da durch den Zug der Adduktoren das proximale
Fragment nach außen rotiert wird. Bei "korrekter" Rotation des Fußes
besteht in Wirklichkeit eine entsprechende Innenrotationsfehlstellung
des distalen Femurfragmentes.

Kleine knorpeltragende Fragmente mit subchondraler Knochenschicht lassen sich häufig nur so fixieren, daß der Kopf der zur Osteosynthese
verwendeten Schraube in den knorpeltragenden Teil zu liegen kommt. Der
Kopf muß dann so tief eingesenkt werden, daß er im Niveau des Knorpels
liegt. Solche Implantate sind früh, d.h. nach 6-10 Wochen zu entfernen. Der Patient darf das Knie sofort bewegen, das Bein aber 3 Monate
nicht belasten. Insgesamt ist die Prognose der Anheilung dieser Fragmente besser als bei der Osteochondrosis dissecans, da ihr Bett meistens gut durchblutet ist.

Das patello-femorale Gelenk

Ursachen, Formen und Begleitverletzungen der Patellafraktur

F. Magerl

A. Das femoro-patellare Gelenk

Das in die Quadricepssehne eingelagerte größte Sesambein des menschlichen Körpers, die Patella, bildet mit dem distalen Femurende und dem Streckapparat das femoro-patellare Gelenk. Der relativ weite Kapselbandapparat, insbesondere der Recessus suprapatellaris, erlauben große Verschiebungen der Patella gegenüber dem Femur.

Die Beziehungen der Patella zur Quadricepsmuskulatur und den Retinacula sind in Abb. 1 schematisch dargestellt.

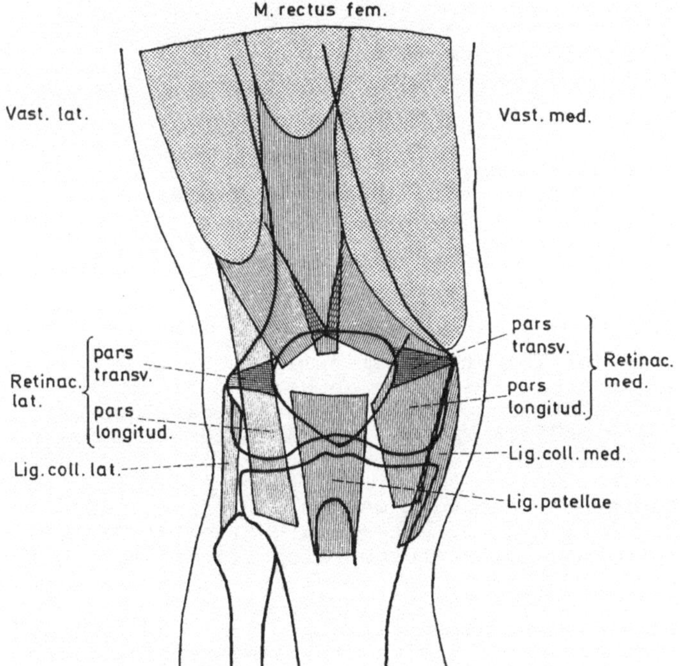

Abb. 1. *Die Kniescheibe als Sesambein. Ihre Beziehungen zum M. quadriceps femoris und zum Streckapparat*

Artikulierende Flächen

Facies patellaris der Femurcondylen. Sie ist durch eine feine Knorpelleiste gegen die Condylenrollen begrenzt.

Facies articularis der Patella (Abb. 2). Eine längsverlaufende Knorpelleiste teilt die Fläche in ein mediales und laterales Hauptfeld.
Die beiden Hauptfelder bestehen aus drei mehr oder weniger deutlich voneinander abgesetzten Gelenksflächen. In variabler Ausprägung findet sich am medialen Rand der Patella der tibiale Randstreifen.

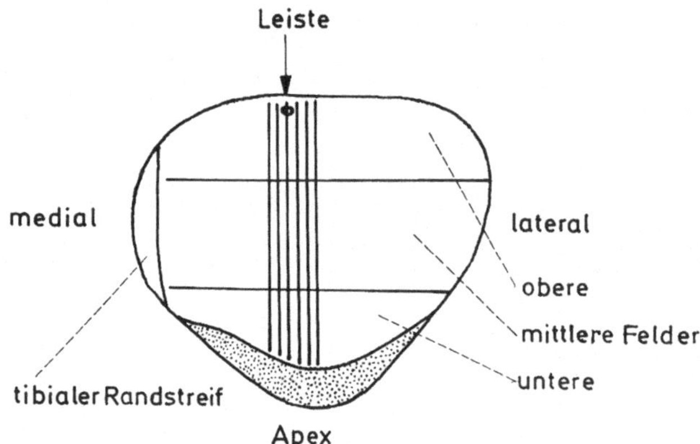

Abb. 2. Unterteilung der Patellargelenksfläche

Gelenksknorpel

An der Facies patellaris femoris beträgt die Knorpeldicke in den zentralen Partien 3,5 mm. An der Facies articularis patellae befindet sich an der mittleren Leiste mit einer Dicke von 5,4-6,4 mm die Stelle mit dem dicksten Gelenksknorpel des menschlichen Körpers (KOPSCH).

Form der Gelenkskörper

Die Facies patellaris femoris ist leicht sattelförmig, wobei der laterale Anteil den medialen in ventraler Richtung an Höhe überragt. Entsprechend der sattelförmigen Fläche des Femurs ist die Rückfläche der Patella stumpf keilförmig, die mediale Facette ist normalerweise die kleinere.

Wegen ihrer großen biomechanischen Bedeutung wurden die Formen und Formabweichungen des femoro-patellaren Gelenkes ausführlich studiert und beschrieben. Eine entsprechende Literaturübersicht findet sich bei BANDI.

FICAT und BIZOU geben Indices an, mit deren Hilfe die Form des femoropatellaren Gelenkes röntgenologisch im axialen Strahlengang klassifiziert werden kann (Abb. 3).

Zur röntgenologischen Darstellung der Patella im axialen Strahlengang kann man sich der Methode nach SOLTEGAST bedienen. Der Patient liegt dabei auf dem Bauch, das Kniegelenk ist 90° oder mehr flektiert. Für die Darstellung der Patella bei weniger als 90° flektiertem Kniegelenk liegt der Patient auf dem Rücken (Abb. 4).

Axiale oder sogenannte Defiléaufnahmen der Patella sind für die Diagnostik außerordentlich wichtig. Die beiden bereits genannten Verfahren

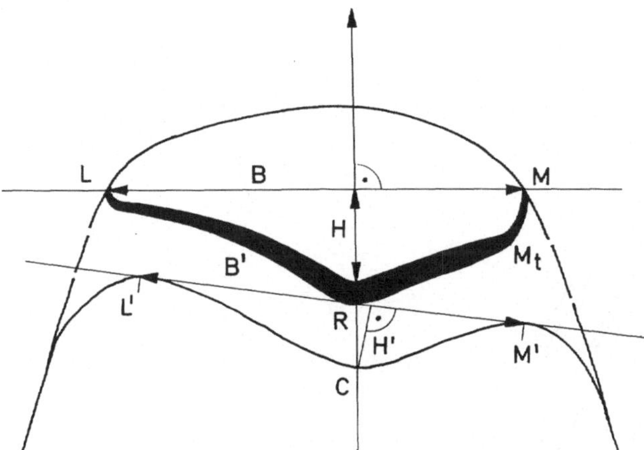

Abb. 3. Abmessungen des femoro-patellaren Gelenkes im axialen Strahlengang. Normwerte nach FICAT und BIZOU: B : H - Tiefenindex der Patella (normal zwischen 3,6 und 4,2). Winkel L-R-M (Winkel eingeschlossen von med. und lat. Facette, normal 120°-140°). RL : RM = Patellarindex (lat. Facette : med. Facette = 1 - 3). B' : H' = Tiefenindex der Fossa intercondylica (normal 4,2 - 6,5)

sind für einfache Routineuntersuchungen ausreichend, sofern bekannt ist, in welcher Flexionsstellung des Kniegelenkes die Aufnahmen angefertigt worden sind. Es ist aber nicht zulässig, eine weitreichende Diagnostik anhand von axialen Aufnahmen durchzuführen, von denen man nicht weiß, wie sie zustande kamen, weil die Form des Femoropatellargelenkes sich von cranial nach caudal verändert.

FICAT und PHILIPPE berücksichtigen in der röntgenologischen Diagnostik des Femoropatellargelenkes diesen Umstand. Sie empfehlen axiale Aufnahmen in 30, 60 und 90° Flexion anzufertigen, damit den Beugewinkeln entsprechend zuerst die unteren, dann die mittleren und bei 90° die oberen Gelenksanteile zur Darstellung kommen. Diese Technik erlaubt eine sehr differenzierte Diagnostik des Femoropatellargelenkes, vor allem der Formvarianten.

Die Kongruenz des femoro-patellaren Gelenkes

Abhängig von der relativen Inkongruenz der Gelenksfläche berühren sich in den verschiedenen Beugewinkeln nur bestimmte Bezirke der Gelenksfläche. In Streckstellung liegt die Patella knapp über dem Ende der femoralen Gelenksfläche in einer röntgenologisch gut sichtbaren Grube. Bei zunehmender Flexion tritt sie tiefer und artikuliert mit dem Femur. Die sich berührenden Flächen nehmen zu bis zu einem Beugewinkel von 45-60° und werden dann wieder kleiner. Bis 135° Beugung sind die sich berührenden Knorpelflächen graphisch dargestellt und ausgemessen. Nach ihren Messungen beträgt die Kontaktfläche bei beginnender Flexion 2-3 cm², erreicht zwischen 45° und 60° ein Ausmaß von 3-4 cm² und fällt dann bei 120°-135° Beugung auf Werte von 1 cm² und darunter ab.

Der femoro-patellare Gelenksdruck

Bei stärkeren Flexionswinkeln legt sich die Quadricepssehne der Condylenrinne an wie ein Kabel einer Rolle. Dieser Mechanismus hat große

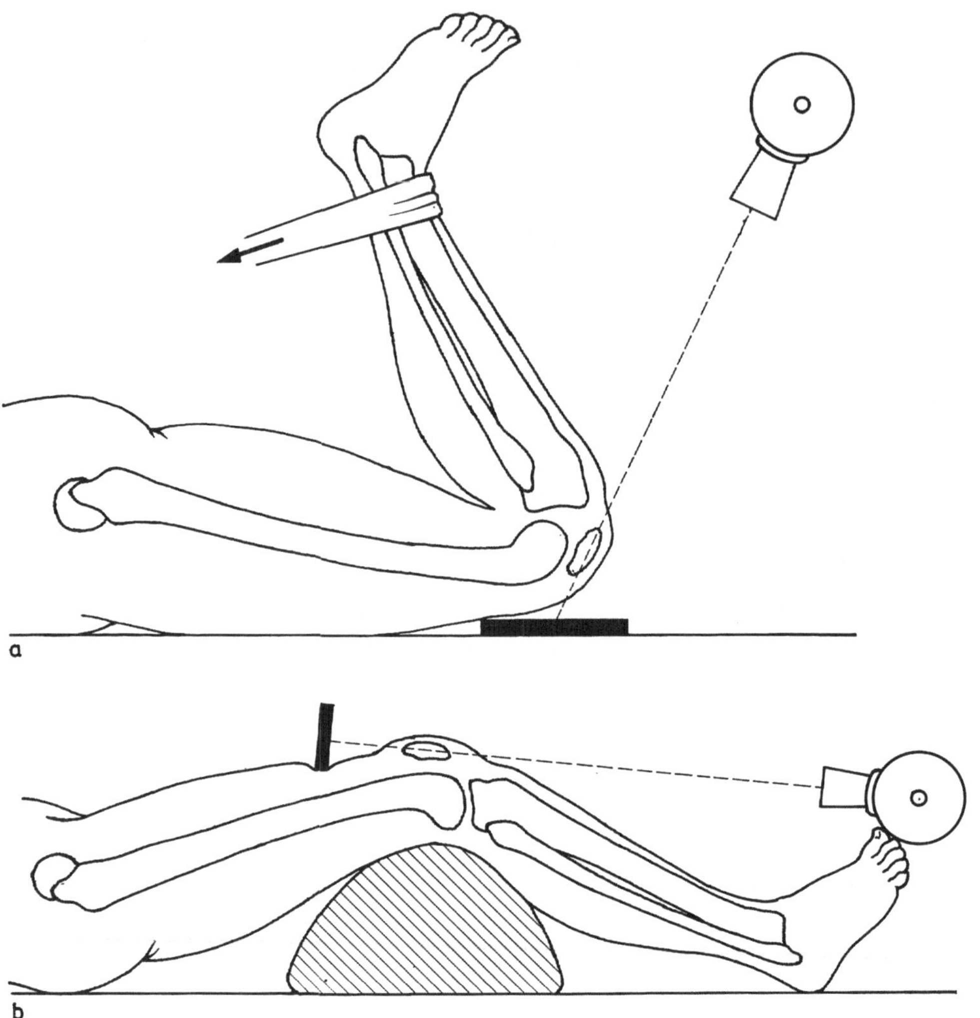

Abb. 4 a u.b. Techniken der axialen Patellaaufnahme. (a) nach SOLTE-GAST, (b) in Rückenlage

Bedeutung für die Druckentlastung der bei stärkerer Beugung kleiner werdenden femoro-patellaren Berührungsflächen. Mit abnehmender Berührungsfläche müßte bei forcierter Beugung die femoro-patellare Flächenpressung enorm hohe Werte erreichen. Weil sich aber die Quadricepssehne den Femurcondylen anlegt, kann die Sehne selbst Druck aufnehmen und zwar mit zunehmender Beugung immer mehr, entsprechend der größer werdenden Kontaktfläche zwischen Sehne und Femurcondylen (GOYMANN und MÜLLER). Der Mechanismus entlastet die Patella von zu hohen Flächenpressungen.

Wenn man von einer einfachen punktförmigen Umlenkung der Quadricepssehne ausgeht und den Umwicklungseffekt nicht in Betracht zieht, ergibt sich der im Femoropatellargelenk entstehende Druck als Resultierende in Abhängigkeit vom Zug der Quadricepsmuskulatur und dem Beugewinkel des Kniegelenkes (Abb. 5).

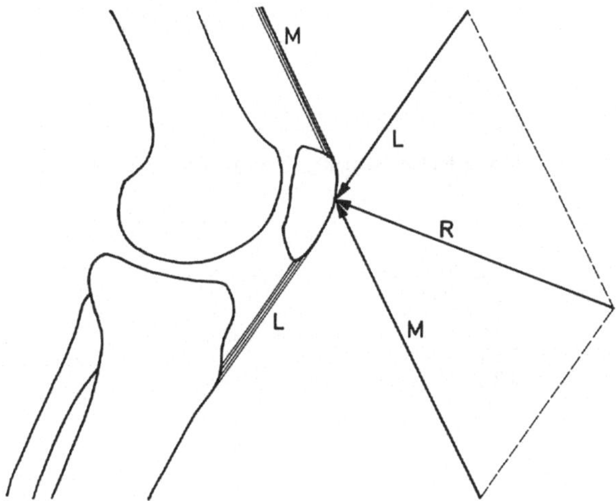

*Abb. 5. Der femoro-patellare Druck als Resultierende eines Kräftepa-
rallelogrammes. M = Zug des M. quadriceps femoris, L = Zug des Ligamentum patellae. Die Strecken M und L schließen den Umlenkwinkel der
Sehne ein*

Der Muskelzug ist stark abhängig von der Schwerpunktlage. Befindet
sich der Schwerpunkt über dem Hüftgelenk, so steigen die Druckwerte
sehr hoch an. In physiologischer Haltung des Körpers mit Vorlage des
Rumpfes liegen die Werte nach BANDI jedoch wesentlich tiefer (s. Abb.
6 und Tabelle 1).

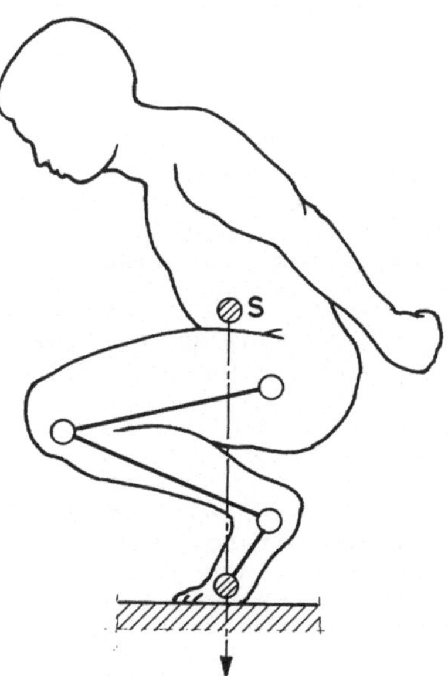

*Abb. 6. Physiologische Haltung bei tiefer Hocke. Die vor dem Hüft-
gelenk herunterziehende Schwerelinie verkürzt die Hebelarme des Kniegelenkes (nach BANDI). Vgl. Text*

Tabelle 1. Verhalten des femoro-patellaren Druckes in verschiedenen
Beugewinkeln bei Lage des Schwerpunktes S über dem Hüftgelenk und bei
Normalhaltung, wie sie in Abb. 6 dargestellt ist (nach BANDI). Vgl.
Text

Beugewinkel im Kniegelenk	S über Hüftgelenk Druck in kp	Normalbewegung (Rumpfbeugung) Druck in kp
180°	O	O
170°	40	O
150°	124	29,5
130°	250	86
110°	398	181
90°	526	286
70°	666	350

Die hohen Werte, die bei Schwerpunktlage über dem Hüftgelenk auftreten,
können jedoch z.B. beim Skifahren in Rückenlage mit gebeugten Kniegelenken erreicht werden. Beim Überfahren von Bodenwellen werden die
Druckwerte infolge der caudocranialen Beschleunigungen noch höher. Es
fragt sich, ob dabei nicht die Toleranzgrenze für die Belastung des
Knorpels im Sinne einer chronischen Überlastung überschritten wird.

Veränderungen der femoro-patellaren Druckverhältnisse, Chondropathie der Patella und femoro-patellare Arthrose

Abnorm hohe Druckverhältnisse im Femoropatellargelenk sind Voraussetzung für das Entstehen einer Chondropathie der Patella resp. einer femoro-patellaren Arthrose. Diesbezüglich haben die folgenden Faktoren
pathogenetisch Bedeutung. Sie sind außerdem wichtig zur Klärung von
versicherungstechnischen Zusammenhangsfragen.

Formvarianten der Patella. Unter Berücksichtigung der kausalen Bedeutung der Kongruenz im Femoropatellargelenk für das Entstehen der femoro-patellaren Arthrose teilt WIBERG die Patellatypen in drei Gruppen
ein. BAUMGARTL hat die Typen II/III und IV hinzugefügt. Die Jägerhutpatella, bei der die tibiale Facette vollständig fehlt, ist eine Ex-
tremform der dysplastischen Patella (Abb. 7).

Nach BAUMGARTLs Untersuchungen ist der Typ II mit 55% als häufigster
Typ anzutreffen, gefolgt von Typ II/III mit 23% und den Typen I und
III mit je 11%.

Überlastungsschäden sind vom Typ II/III an zu erwarten.

Formvarianten der Femurcondylen. Hypoplasien des lateralen, aber auch
des medialen Femurcondylus finden sich oft zusammen mit Formvarianten
der Patella. Sie verkleinern ebenfalls die Berührungsflächen. Stark
ausgeprägte Patelladysplasien und Hypoplasien des lateralen Femurcondylus finden sich häufig bei habitueller Patellaluxation oder Sub-
luxation.

Das Genu valgum. Bei abnormer Abwinkelung zwischen Quadricepsmuskel
resp. -sehne und Patellarsehne besteht eine Tendenz zur Lateralisation
der Patella (Abb. 8)., in deren Gefolge die mediale Patellafacette den
Kontakt mit dem Femurcondylus verliert. In stärkerer Ausprägung kann
es zur habituellen Luxation der Patella kommen.

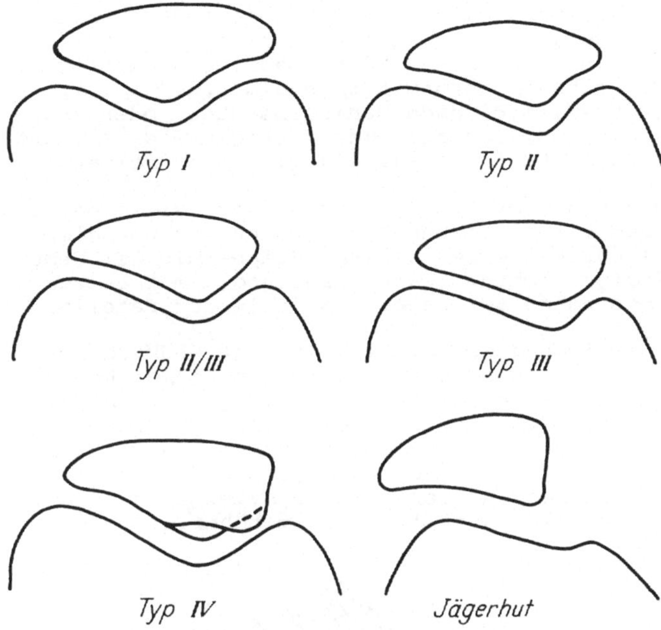

Abb. 7. Formvarianten der Kniescheibe nach WIBERG und BAUMGARTL

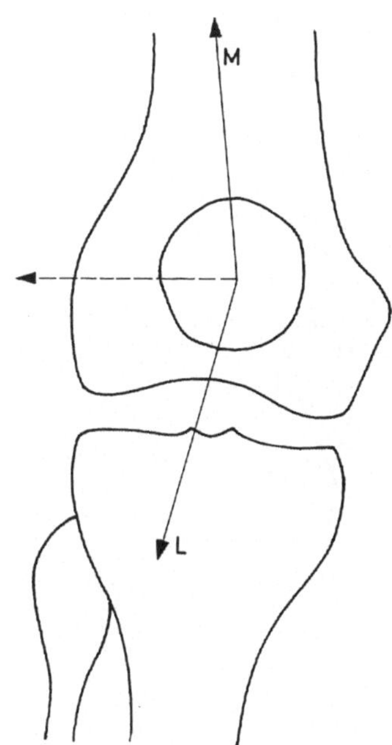

Abb. 8. Bei starker Abwinkelung zwischen der Richtung des Muskel-
zuges M und dem Ligamentum patellae L hat die Kniescheibe die Tendenz,
nach außen abzuweichen

<u>Der Vastus medialis.</u> In der Steuerung der Patella spielt der Vastus
medialis eine entscheidende Rolle. Dieser Muskel korrigiert sozusagen
die schräge Zugrichtung der übrigen Anteile des Quadriceps femoris
(vgl. Abb. 1). Wenn der Muskelbauch abnorm hoch endigt oder aus ir-
gendeinem Grunde atrophiert ist, z.B. nach Meniscusschäden oder anderen Verletzungen des Kniegelenkes, entfällt der korrigierende Zug und
es kommt wiederum zur Lateralisation der Patella mit ihren Folgen.

<u>Die Patella alta.</u> Beim Hochstand der Patella artikuliert diese bei den
besonders häufigen kleineren bis mittleren Beugewerten des normalen
Ganges und mäßigen Laufens nur mit einer kleinen Fläche mit dem Femurcondylus. Infolge der ständig erhöhten Flächenpressung kommt es zum
vorzeitigen Verschleiss, besonders der unteren Anteile der Patella.

Für die röntgenologische Bestimmung der Patellahöhe hat BLUMENSAAT
Richtlinien gegeben (Abb. 9): In den normalen a.-p.-Aufnahmen kommt
der Apex patellae bei schlaffem M. quadriceps femoris gerade in der
Einziehung zwischen den beiden Femurcondylen zum Vorschein. Bei Kon-
traktion des M. quadriceps tritt die Patella 1 cm höher. In seitlichen
Aufnahmen soll der Apex der Patella bei 30° gebeugtem Kniegelenk in
Höhe des sogenannten Strukturstreifens der Femurcondylen liegen. Bei
Kontraktion des M. quadriceps femoris tritt er 1 cm höher.

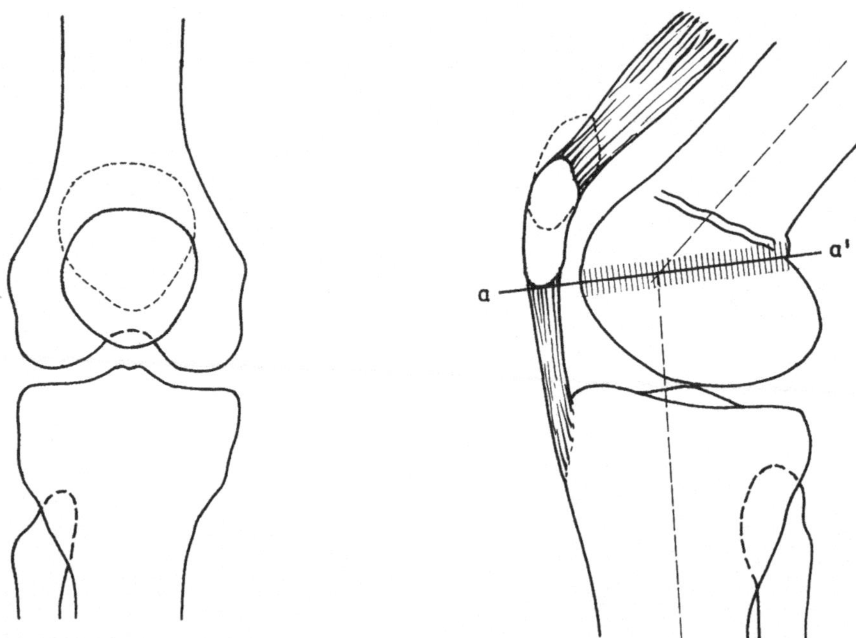

Abb. 9. Bestimmung des Hochstandes der Kniescheibe nach BLUMENSAAT.
a - a' = Gerade durch den sogenannten Strukturstreifen der distalen
Femurmetaphyse

<u>Hypoplasie der Patella.</u> Zu den dysplastischen Typen gehört die zu klein
Patella. Sie ist häufig kombiniert mit einem Hochstand und mit pathologischen Wiberg-Typen. Die Jägerhutpatella ist immer gleichzeitig eine
hypoplastische Patella.
Dysplasien, Patellahochstand und Faktoren, die die Balance der Patella
stören und deren Lateralisation bewirken, verursachen Überlastungs-

schäden am Femoropatellargelenk, von der Chondropathie bis zur femoro-
patellaren Arthrose. Der Überlastungsschaden, resp. die Chondropathie
der Patella selbst, ist wiederum ein Grund für die Atrophie des M.
quadriceps, insbesondere des Vastus medialis, und damit für die Zunahme der Desequilibrierung der Patella mit Lateralisation. So gesehen
handelt es sich bei dem Vorgang um einen Circulus vitiosus mit verschiedenen Ursachen, aber relativ einförmigen Auswirkungen, was die
Patella anbelangt. Die Lateralisation der Patella ist praktisch immer
ein Symptom der Chondropathia patellae.

Bei den soeben beschriebenen Ursachen für den Überlastungsschaden im
Femoropatellargelenk handelt es sich um endogene, anlagebedingte Faktoren. BANDI und WAGNER haben jüngst auf die traumatischen Formen der
Chondropathia patellae hingewiesen. Besonders BANDI geht auf die Ursachen und Pathophysiologie des Knorpelschadens ein. Wenn das Trauma
entsprechend ist, werden sowohl die kollagenen Fasern als auch die
Chondrocyten zerstört. Dies geschieht bei einmalig einwirkenden Gewalten, die Frakturen, Kontusionen oder Knorpelabscherungen hervorrufen.

Das bei Traumen entstehende Hämatom schädigt durch enzymatische Einwirkung ebenfalls den Knorpel.

Dystrophische Veränderungen sowie Diffusionsstörungen infolge Entzün-
dungen oder Fibrose der Gelenkskapsel verursachen über eine Stoff-
wechselstörung die Chondropathie.

In Fehlstellung verheilte Frakturen der Gelenkskörper oder Fehlstellungen der Gelenkskörper allgemein wie z.B. posttraumatisches Genu
valgum oder flexum bewirken Überlastungsschäden am Knorpel.

Auch bei der posttraumatischen Chondropathie läuft ein Circulus
vitiosus ab, wenn er nicht durch geeignete Maßnahmen unterbrochen wird.

Röntgenologische Zeichen der Chondropathie der Patella

1. Lateralisation der Patella, erkenntlich in a.-p.- und axialen Aufnahmen.

2. Verschmälerung des lateralen femoro-patellaren Gelenkspaltes.

3. Veränderungen in der Knochenstruktur der Patella wie: Verdichtung
   der subchondralen Knochenschichten und der angrenzenden Spongiosa
   lateral. Aufhellung der Spongiosastruktur unter der medialen Facette
   Evt. vorhanden sind kleine Osteophyten am lateralen Patellarand und
   in fortgeschrittenen Stadien Cysten in der Spongiosa.

4. Sehr häufig findet man im Zusammenhang mit der Chondropathie der
   Patella in den seitlichen Aufnahmen das sogenannte Haglundsche Zeichen, eine Eindellung an der Hinterseite der Patella.

5. Zu den erwähnten Veränderungen bestehen häufig Dysplasien, Hochstand oder Frakturfolgen.

Weitere Formvarianten der Patella

Schwierigkeiten in der Abgrenzung gegenüber Frakturen kann die Patella
partita verursachen, besonders natürlich wenn nach einem Trauma heftige
Beschwerden, Muskelatrophien und ein Erguß vorhanden sind.

Am häufigsten sind Abtrennungen der lateralen oberen Ecke durch einen
schrägen Spalt. Darüberhinaus gibt es longitudinale Spaltbildungen,

Abtrennungen des Apex, Fragmentierungen des medialen Randes und sogar
Spaltbildungen in der Frontalebene. Je nach Fragmentzahl werden Patella bi-, tri- oder multipartita unterschieden. In besonderen Formen
ist das abgetrennte Stück nicht knöchern angelegt. BAUMGARTL gibt eine
übersichtliche Darstellung der verschiedenen Formen der Patella partita

Die traumatische Entstehung der Patella partita als Folge einer Fraktur oder als Überlastungsschaden im Sinne einer Ermüdungsfraktur wird
verschiedentlich diskutiert. BÖHLER weist z.B. darauf hin, daß besonders Vertikalfrakturen dazu neigen, mit Pseudarthrosenbildung aus-
zuheilen. Anhand des Traumas in der Anamnese dürfte für Pseudarthrosen
die Abgrenzung gegenüber der idiopathischen Patella partita einfach
sein. Schwieriger liegen die Verhältnisse bei chronischer Überlastung.

Wir haben im eigenen Material einen Abriß der Patellaspitze infolge
chronischer Überlastung bei einem jungen Wasserskiläufer der Spitzen-
klasse gefunden. Die Fraktur wies röntgenologisch alle Zeichen eines
Ermüdungsbruches auf. MORRIS und BLICKENSTAFF weisen auf in der Literatur bekannt gewordene Fälle von Ermüdungsfrakturen hin, BLAZINA
zeigt einen weiteren Fall.

Röntgenologische Differentialdiagnose zwischen Patella partita und
Fraktur

1. Die Patella partita hat typische Formen, wobei am häufigsten die
Abtrennung der lateralen oberen Ecke vorkommt.

2.. Bei der Patella partita sind die Spalten zwischen den Fragmenten
mehr oder weniger gerade oder harmonisch gebogen, oft gleichmäßig breit
und von einer schmalen, aber deutlich erkennbaren Sklerosezone begrenzt
Bei der Fraktur wiesen die Spaltlinien Zacken auf, sie sind verschieden breit, und in axialen Aufnahmen erkennt man zumeist recht deutlich
die frei herausragende Struktur der Spongiosabälkchen.

Der traumatische Abriß des oder der Fragmente oder deren Lockerung
kann bei der Patella partita natürlich vorkommen. Klinisch ist dann
über der entsprechenden Stelle ein deutlicher Druckschmerz vorhanden.

Sinding-Larsen-Johansonsche Erkrankung

Bei dieser Erkrankung handelt es sich um eine Knochennekrose der Patellaspitze, die gelegentlich zusammen mit der Schlatterschen Erkrankung der Tuberositas tibiae bei Jugendlichen vorkommt. Selten findet
sich die Nekrose am oberen Rand der Patella.

Klinisch im Vordergrund stehen Schmerzen, Beugebehinderung und Atrophie
der Streckmuskulatur. Röntgenologisch erkennt man krümelige knochendich
te Schatten, die dem Apex patellae (oder dem Oberrand) anliegen. Histo-
logisch findet man nekrotische Knochenbälkchen, weshalb die Mehrzahl
der Autoren diese Erkrankung den aseptischen Knochennekrosen zuordnet.
Überlastung durch den Zug der Quadricepssehne und/oder angeborene Schwä
che des Binde- und Stützgewebes kommen ätiologisch in Frage.

B. Frakturen der Patella

Häufigkeit

BAUMGARTL zitiert mehrere Autoren (v. BRUNS, JÄRVINEN, LANZ-WACHSMUTH,
BÖHLER-SCHÖNBAUER), nach deren Angaben die Häufigkeit von Kniescheiben-

brüchen bezogen auf die Gesamtzahl der Knochenbrüche zwischen 0,5% und 1,4% schwankt. WELLER und KÖHNLEIN nennen einen Anteil von 1,5%, wiederum bezogen auf die Gesamtzahl der Frakturen.

Altersverteilung

Kniescheibenbrüche kommen beim Kleinkind praktisch nicht vor, sie sind beim Kind sehr selten und beim Jugendlichen seltener als beim Erwachsenen. Nach BAUMGARTL findet man die meisten Kniescheibenbrüche im 3. bis 6. Lebensjahrzehnt. SCHÖNBAUER errechnete für seine Fälle ein Durch schnittsalter von 42,4 Jahren.

Verletzungsursachen

In zunehmendem Maße sind Patellafrakturen Folgen von Verkehrsunfällen. Man findet sie beim verunglückten Motorradfahrer, beim angefahrenen Fußgänger und besonders als Armaturenbrettverletzung bei Insassen von PKWs.

Zumeist als Anprallverletzung entstehen Kniescheibenbrüche beim Sport. Interessanterweise findet GELEHRTER unter den beim Schlittschuhlaufen entstandenen Frakturen Kniescheibenbrüche wiederum in einer Häufigkeit von 1,5%.

Frakturformen (Abb. 10)

Querbrüche. Als Ruptur des Streckapparates verlaufen diese Frakturen in verschiedenen Niveaus quer durch die Patella. Der Riß kann auf die Patella selbst beschränkt sein oder sich auf einer oder beiden Seiten mehr oder weniger weit in den Streckapparat hinein fortsetzen. Dementsprechend variiert dann auch die Dislokation der Fragmente: von Fissuren mit unbedeutender Dislokation und teilweise erhaltenem Streckapparat bis zu weit voneinander dislocierten Fragmenten im Falle einer kompletten Ruptur des Streckapparates. In diesem Zusammenhang soll erwähnt werden, daß bei klaffenden Fragmenten in der Regel kein Hämarthros besteht, weil der Bluterguß in die umgebenden Weichteile hinein versickert.
Häufigkeit: BAUMGARTL: 51,5% der Patellafrakturen
            SCHÖNBAUER: 78% der Patellafrakturen

Längsbrüche. Längsgerichtete Frakturlinien verlaufen zumeist durch den fibularen Anteil der Patella. Ihre Abgrenzung gegen die Patella bipartita kann, wie bereits erwähnt, Schwierigkeiten bereiten. Die Frakturen sind meist wenig disloziert, man kann sie deshalb oft nur anhand der axialen Aufnahmen erkennen.
Häufigkeit: BAUMGARTL: 7,2% der Patellafrakturen
            SCHÖNBAUER: 13% der Patellafrakturen

Schrägbrüche. Es handelt sich dabei wahrscheinlich um Formvarianten der Querfrakturen (und der Längsfrakturen?).

Stern-, Mehrfragment- und Trümmerbrüche. Diese Frakturen gehören zum selben Typus, sie unterscheiden sich voneinander lediglich durch das Ausmaß der Zerstörung.

Die Unterteilung der Frakturform in Stern-, Mehrfragment- und Trümmerbrüche hat einen gewissen informativen Wert.

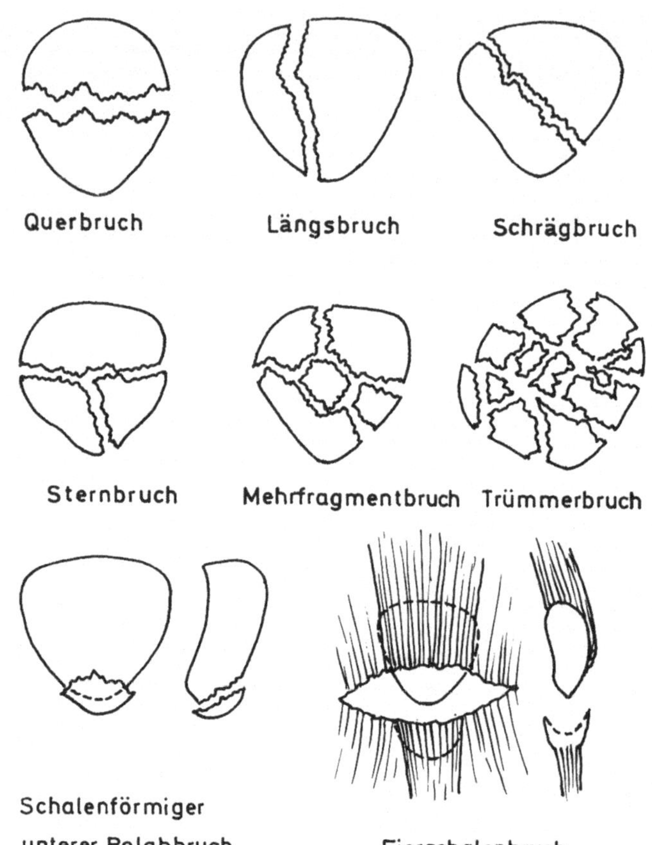

Abb. 10. Formen der Kniescheibenbrüche. Vgl. Text

Bei den Sternbrüchen ist die Diastase der Fragmente zumeist nur gering, die Bruchstücke sind wenig verworfen und nur selten gestaucht. Die Anzahl der Fragmente, deren Diastase und vor allem die Zertrümmerung der Spongiosastruktur nimmt über die Mehrfragment- zu den Trümmerbrüchen zu. Vor allem infolge der Spongiosastauchung kann man Trümmerbrüche oft nicht mehr rekonstruieren.

Entsprechend der Gewalteinwirkung sind bei den Mehrfragment- und Trümmerbrüchen die beim Unfall am Gelenksknorpel der Patella und der Femurcondylen auftretenden Schäden erheblich.

Häufigkeit: BAUMGARTL: Sternfrakturen 6,2% der Patellafrakturen
Stückbrüche   3,2% "   "
Trümmerbrüche 21,6% "   "
SCHÖNBAUER: 9% der Patellafrakturen

Kombination von Quer- und Trümmerbrüchen. Nicht selten besteht eine dislocierte Querfraktur, bei der die eine Hälfte, zumeist das untere Fragment der Patella, zertrümmert ist.

Andere (sogenannte atypische) Bruchformen. Diese Formen als atypisch zu bezeichnen ist nicht zutreffend. Die folgenden Brucharten sind selten. Sie sind jedoch typisch für bestimmte Traumen.

.1. Polabrisse: Hauptsächlich bei Kindern und Jugendlichen findet man
knöcherne Ausrisse der Quadricepssehne resp. des Ligamentum patellae
von der Patella. Das Fragment kann, wenn es sich um einen unteren Pol-
ausriß handelt, recht groß sein, in der Regel sind aber kleinere, zu-
weilen auch schalenförmige Fragmente vorhanden. Der untere Polabriß
ist der häufigere.

2. Abrißfrakturen von der medialen Patellakante: Bei der Luxation der
Patella reißt oft der mediale Teil des Streckapparates von der Patella
mit kleinen Knochenfragmenten aus.

3. Osteochondrale Fraktur: Osteochondrale Frakturen oder sogenannte
flake-fractures entstehen als Abscherbrüche meist an der medialen
Patellafacette bei der Luxation der Patella nach lateral. Die schalen-
förmigen kleinen Fragmente können röntgenologisch leicht übersehen
werden. Auch in diesem Falle sind axiale Aufnahmen wichtig. Wenn man
röntgenologisch keine Fraktur findet, kann man sich anhand des Ge-
lenkspunktates orientieren. Ein Hämarthros, der Fettröpfchen enthält,
ist kennzeichnend für eine intraarticuläre Fraktur.

Die osteochondrale Fraktur muß bei der typischen Patellaluxation nicht
immer an der medialen Facette der Patella auftreten, sie kann auch am
anderen Gelenkskörper, am lateralen Femurcondylus, vorkommen. Die Fragmente der osteochondralen Abscherfraktur hängen oft an einem Periost-
oder Kapselstiel.

4. Chondrale Frakturen: Wie bei osteochondralen Frakturen können bei
tangential einwirkenden Gewalten Knorpelstücke von der subchondralen
Knochenschicht abgeschert werden. Weil sie röntgenologisch nicht nach-
weisbar sind, entziehen sich diese Frakturen zumeist längere Zeit der
Diagnose, wenn keine Einklemmungserscheinungen auftreten. In der Diagno
stik von chondralen Frakturen bewährt sich die Arthroskopie.

Bei osteochondralen und chondralen Frakturen handelt es sich wie bei
den Mehrfragment- und Trümmerbrüchen um prognostisch sehr ungünstige
Frakturformen.

Über die sogenannten seltenen oder atypischen Bruchformen (Polabrisse,
Kantenabrisse, marginale Frakturen, osteochondrale und chondrale Frak-
turen) gibt BLAZINA eine tabellarische Übersicht.
Häufigkeit: BAUMGARTL fand atypische Bruchformen in 8% der Fälle.

Entstehungsmechanismen der Frakturen

Die Kniescheibe kann ohne direkte Gewalteinwirkung, nur durch den Zug
des M. quadriceps frakturieren resp. auseinandergerissen werden. Ein
solcher Frakturmechanismus gehört aber wahrscheinlich zu den Selten-
heiten. Durch Zug allein kann besonders die nach Traumen kalkarme
Kniescheibe frakturieren, wenn bei einem vernarbten und rigiden M.
quadriceps das Knie gewaltsam gebeugt wird.

In den meisten Fällen entsteht der Kniescheibenbruch infolge einer
kräftigen Kontraktion des M. quadriceps und einer direkten Gewalteinwirkung auf die Kniescheibe, wie zum Beispiel einem Anprall (Sturz auf
die Füße und Aufschlagen mit dem Knie, Armaturenbrettverletzung). Je
nachdem, ob der Muskelzug oder das direkte Trauma im Vordergrund stehen, kommt es zum Querbruch, zur Trümmerfraktur oder zu Mischformen.
Im letzten Falle "reißt" die Patella, die Hauptwucht des direkten
Traumas zertrümmert das untere Fragment. Längsfrakturen sollen durch
schräg einwirkende direkte Gewalten entstehen.

Für die seltenen ("atypischen") Formen wurden die Verletzungsmecha-
nismen bereits beschrieben.

Offene Kniescheibenbrüche

Wegen der Häufigkeit von direkten Gewalteinwirkungen sind offene Frakturen nicht selten. Vor allem ist auch die Haut in der Umgebung oft
schwer gequetscht. BAUMGARTL findet im eigenen Material 6,2% offene
Brüche und SCHÖNBAUER 10,45%.

Kniescheibenbrüche bei Kindern

Die Kniescheibe ist beim Kind relativ klein, zum Teil knorpelig und
umhüllt von einer dicken Sehnenperiostkapsel. Der Knochenkern erschein·
zwischen dem 3. und 7. Lebenjahr und ist erst ab dem 8. konstant vorhanden. Die kleine, elastische und von der straffen Kapsel eingehüllte
kindliche Patella ist offenbar widerstandsfähiger, vor allem gegen
direkte Traumen, als die Kniescheibe des Erwachsenen. Dies ist wahrscheinlich die Ursache für das seltenere Vorkommen der Patellafrakturen beim Kind.

Im Beobachtungsgut der St. Galler Klinik liegt nach WEBER die Patellafraktur unter den kindlichen Frakturen (ausgenommen Schädelbrüche) mit
0,45% an 19. Stelle in der Häufigkeit. In 10 Jahren bis 1970 waren es
7 Fälle.

Wie beim Erwachsenen entstehen die Frakturen vorwiegend durch Zug (Pol·
abriß, Eierschalenbruch) oder direktes Trauma (Trümmerbruch), resp.
durch eine Kombination der beiden Komponenten.

Bruchformen. Auch beim Kind findet man die charakteristischen Bruchformen.

Häufiger als beim Erwachsenen scheinen obere und untere Polabrisse
vorzukommen. Eine Sonderform des kindlichen Polabrisses ist der Eierschalenbruch, bei dem das Lig. patellae, der Streckapparat und das
Periost vom unteren Anteil der Kniescheibe abgezogen sind wie die Schale vom Ei. Der Schale anhaftende Knochenfragmente machen den Bandaus-
riß sichtbar. Die Fragmente können sehr klein sein. Sie sind bröckelig
oder sehen aus wie eine dünne Schale, die dem Patellapol eine Doppel-
kontur verleiht, wenn sie wenig dislociert ist.

Bei kindlichen Kniescheibenbrüchen bleibt der Streckapparat anschei-
nend öfters erhalten als beim Erwachsenen. Wir haben das im eigenen
Material sowohl bei Polabrissen als auch bei Trümmerfrakturen gesehen.

Zusammenfassung

An der Patella verursachen endogene und exogene Faktoren Verschleiß-
erscheinungen, die letztlich als Chondropathie- oder Arthrosebeschwer-
den in Erscheinung treten, sowie Funktionseinbussen und Invalidität
verursachen.

Wegen der recht einförmigen Reaktion des femoro-patellaren Gelenkes
auf Noxen sind versicherungstechnische Zusammenhangsfragen oft schwer
zu lösen.

Als Sesambein ist die Patella gleichzeitig ein großer Gelenkskörper.
Bei Frakturen ist nicht nur die Kontinuität einer Sehne unterbrochen.

Die Fraktur der Patella wirkt sich so wie die Zerstörung jedes anderen
wichtigen Gelenkskörpers auf das ganze Gelenk aus, vor allem wenn eine
Inkongruenz bestehen bleibt. Schmerzhafte femoro-patellare Arthrosen
waren bis vor nicht allzu langer Zeit Folgen der meisten Patellafrakturen, denn mangels adäquater Osteosynthesemethoden konnte man die Frag
mente vor allem nicht stabil genug retinieren, so daß sekundäre Dislokationen Stufen oder Pseudarthrosen verursachten. SMILLIE, enttäuscht
von den Behandlungsresultaten, analysierte die technischen Mängel und
kam noch 1970 zur Ansicht: "Restoration of the normal anatomy should
be the ideal of treatment, but the impossible should not be attempted".
Er empfiehlt vor allem die Hemipatellektomie dort, wo ein Hauptfragment erhalten ist, weil sie biomechanisch wesentlich günstiger ist als
die totale Patellektomie. Funktionell wichtig ist das obere Fragment.
Glücklicherweise ist es meist das untere Fragment, das stark zerstört
ist.

Die modernen Osteosyntheseverfahren haben, wie man bisher anhand der
Routinekontrollen erkennen konnte, eine Wendung zum Guten gebracht.
Wir sind gespannt, in welchem Lichte Langzeitresultate die Behandlung-
methoden erscheinen lassen.

Literatur

BANDI, W.: Zur Frage der traumatischen Auslösung der Chondromalacia
patellae. Orthopäde $\underline{3}$, 201 (1974).

BANDI, W.: Chondromalacia patellae und femoro-patellare Arthrose.
Aetiologie, Klinik und Therapie. Helvet. chir. acta, Suppl. $\underline{11}$ (1972).

BAUMGARTL, F.: Das Kniegelenk. Berlin-Göttingen-Heidelberg-NewYork:
Springer 1964.

BLAZINA, M.E.: Classification of injuries to the articular cartilages
of knee in athletics. In: American Academy of Orthopaedic Surgeons:
Symposium on Sports Medicine, p. 118. Saint Louis: C.V. Mosby 1969.

BLUMENSAAT, C.: Zit. nach BAUMGARTL.

BÖHLER, L.: Die Technik der Knochenbruchbehandlung, 12.-13. Auflage,
2. Bd., 2. Teil. Wien: Maudrich 1957.

FICAT, P., BIZOU, H.: Luxations récidivantes de la rotule. Rev. Orthop.
$\underline{53}$, 721 (1967).

FICAT, P.: Les déséquilibres rotuliens, de l'hyperpression à l'arthrose
Paris: Masson 1973.

FICAT, P., PHILIPPE, J.: Zit. nach FICAT.

GELEHRTER, G.: Verletzungen beim Wintersport. Stuttgart: Enke 1966.

GOYMANN, V., MÜLLER, H.G.: New calculation of the biomechanics of the
patellofemoral joint and its clinical significance. In: The knee joint.
Recent advances in basic research and clinical aspects. Hrsg. INGWERSEN
O.S., et al. Amsterdam: Excerpta Medica; New York: American Elsevier
Publishing 1974.

KOPSCH, F.: RAUBER-KOPSCH, Lehrbuch und Atlas der Anatomie des Menschen
Bd. I, 19. Auflage. Stuttgart: Thieme 1955.

MORRIS, J.M., BLICKENSTAFF, L.D.: Fatigue fractures. A clinical study. Springfield/Ill.: Ch. C. Thomas 1967.

SCHÖNBAUER, H.R.: Behandlungsergebnisse der Kniescheibenbrüche. In: BÖHLER: Die Technik der Knochenbruchbehandlung, 12.-13. Auflage, 2. Bd. 2. Teil, S. 1614. Wien: Maudrich 1957.

SMILLIE, I.S.: Injuries of the knee joint, p. 187. Edinburgh and London Livingstone 1970.

WAGNER, H.: Traumatische Knorpelschäden des Kniegelenkes. Orthopäde $\underline{3}$, 208 (1974).

WEBER, B.G.: Indikationen zur operativen Frakturbehandlung bei Kindern. Chirurg $\underline{38}$, 441 (1967).

WELLER, S. KÖHNLEIN, E.: Die Traumatologie des Kniegelenkes, Diagnostik und Therapie. Stuttgart: Thieme 1962.

WIBERG, G.: Roentgenographic and anatomic studies on the femoropatellar joint with special reference to chondromalacia patellae. Acta orthop. scand. $\underline{12}$, 319 (1941).

Therapie der Patellafraktur

Biomechanik, Operation und Nachbehandlung

G. Ritter

Die sehr häufige Patellafraktur gehört zu den Brüchen, für die man
mit zuerst eine klare Operationsindikation erkannt hatte. So wurden
schon im letzten Jahrhundert Patellafrakturen in erheblicher Zahl operiert. Trotz also recht langer Erfahrung muß man jedoch feststellen,
daß sich eine einheitliche Operationstechnik bis heute noch nicht überall durchgesetzt hat. Zahlreiche Mißerfolge oder mäßige Ergebnisse
zeigen uns, daß die primär so einfach erscheinende Patellafraktur doch
gar nicht so problemlos ist.

Die Indikation zur Operation ist in der großen Mehrzahl der Fälle gegeben und läßt sich hauptsächlich in 3 Gruppen einteilen:
1. Bei Kontinuitätsunterbrechung des Streckapparates,
2. Bei der offenen Patellafraktur,
3. Bei Mehrfachfrakturen an der gleichen Extremität, um eine frühzeitige Mobilisierung zu ermöglichen.

Der günstigste Operationszeitpunkt kann nicht streng schematisiert werden. Hier muß häufig nicht nur isoliert nach der einen Fraktur, sondern nach der Gesamtsituation des Verletzten - und auch der Klinik -
entschieden werden. Klar, eine sofortige Operationsindikation ist für
offene Frakturen gegeben. Jede Patellafraktur läßt sich primär auch
technisch am leichtesten operieren. Ist eine sofortige Operation nicht
möglich, so warten wir 8-12 Tage bis zur Erholung der contusionierten
Weichteile und Abklingen der Schwellung.

Zur Freilegung benutzen wir im wesentlichen 2 Schnittführungen: Bei
üblichen Quer- und einfacheren Stückbrüchen verwenden wir den queren
Bogenschnitt direkt über der Patella, bzw. über der Fraktur. Bei in
diesem Bereich erheblich geschädigten Weichteilen, oder aber wenn der
untere Pol der Patella oder auch die Tuberositas tibiae gut erreichbar
sein muß, benutzen wir den medialen, evtl. auch einmal den lateralen
PAYR-Schnitt, der ohne Frage den besten Zugang sichert.

Operationstechnik

Hierzu möchte ich Ihnen zuerst einige Bilder von Fehlleistung und Miß-
erfolgen zeigen, wie sie wohl jeder von Ihnen häufig gesehen hat und
auch heute noch immer sieht. Diese Bilder sollen nochmals verdeutlichen
daß sich verbesserte Operationsverfahren noch keineswegs überall durchgesetzt haben. Ganz ohne Zweifel wesentlich bessere Resultate werden
erzielt, wenn nach den von der AO aufgestellten und im folgenden Dia
dargestellten Richtlinien vorgegangen wird.

Wenn wir nun unsere eigenen Erfahrungen und Ergebnisse kritisch beur-
teilen, so muß man doch feststellen, daß bei der Patellafraktur ein

Ziel heutiger operativer Bruchbehandlung häufig nicht erreicht wird,
nämlich die sofortige Übungs- oder Belastungsstabilität. Das primäre
Ziel der operativen Versorgung ist klar: die Wiederherstellung der
Kontinuität des zerrissenen Bandapparates. Dies allein ist zumindest
bei frischen Frakturen ohne besondere Schwierigkeiten. Schwierig dagegen ist die stufenlose Adaptation der Fragmente an der Patellagleitfläche und die gleichzeitige Erzielung einer bewegungs- und belastungs-
stabilen Osteosynthese. Für die Erhellung der Problematik und auch für
die Beurteilung üblicher Osteosyntheseverfahren erscheint es günstig,
aus biomechanischer Sicht noch einmal zu rekapitulieren, welche Kräfte
denn an der Patella bzw. nach einer Fraktur an der Osteosynthese auftreten. Warum erreichen wir keine volle Funktionsstabilität? Welche
Gesichtspunkte müssen bei einer Osteosynthese besonders berücksichtigt werden?

Vorweggeschickt sei, daß aus Gründen der besseren Mechanik die Patella
prinzipiell möglichst erhalten werden sollte. Natürlich gibt es Trümmerbrüche, wo eine sinnvolle Osteosynthese nicht möglich ist, wo nur
die Patellektomie übrig bleibt. Wenn Patellektomie, dann möglichst
primär, denn dann sind die Dauerergebnisse erfahrungsgemäß wesentlich
besser. Auf die Patellektomie möchte ich hier jedoch nicht näher eingehen, sie ist Gegenstand nachfolgender Referate.

Grundsätzlich treten an der Patella 3 hauptsächliche Kräfte auf, die
bei einer Patellafraktur an der Osteosynthese in verschiedener Art
zur Auswirkung kommen, und das sind:

1. Zugkräfte,
2. Biegekräfte,
3..Distraktionskräfte.

<u>Zuerst zu den Zugkräften</u>. Aufgrund der Serienelastizität des M. quadri-
ceps besteht bereits eine Grundspannung von ca. 20 kp. Anheben des
gestreckten Beines im Liegen von der Unterlage benötigt ebenfalls einer
Kraftaufwand von etwa 20 kp zusätzlich. Welche Kräfte treten nun bei
üblicher Funktion auf? Nach GROH kommen bei einer Kniebeuge von ste-
hender Stellung aus bis 15° nur ganz geringe Zugkräfte, bei 90° Kniebeugung jedoch schon das 5-6fache, bei 135° das 10-12fache des Körper-
gewichts zur Einwirkung, d.h. maximale Kräfte bis 1000 kp. Wie Beobachtung und Messung auch bei Patienten mit Femoralisparesen zeigen
können, können solche Patienten Kniebeugen und anschließendes Strecken
von 15-20° im Stand allein durch Verlagerung des Körpergewichtes, ohne
Innervation des M. quadriceps ausführen. Relativ gering ist auch die
Zugbelastung beim normalen Gehen auf ebener Strecke.

<u>Biegebeanspruchung</u>. Biegebeanspruchungen fehlen völlig bei gestrecktem
Kniegelenk (Abb. 2a). Bei einer Patellafraktur werden die Fragmente dadurch gekippt, daß die Zugwirkung der Quadricepssehne an der Vordersei-
te wesentlich stärker ist (Abb. 1a). Erst bei Beugewinkel auf 20° kommt
es zu einer Abwinkelung der Zugrichtung der beiden ansetzenden Sehnen
und zum Aufliegen der Patella auf der Rückfläche und damit erst zum Auf
treten von Biegekräften (Abb. 2b). Bis 90° Beugung nimmt der Zugwinkel
der Sehnen zu; darüber bleibt er gleich, da dann die notwendige Umlei-
tung der Quadricepssehne direkt auf der Gleitfläche der Femurcondylen
erfolgt (Abb. 2c). Die Biegebeanspruchung ist weiter abhängig von Loka-
lisation der Fraktur und ihres Verhaltens zur Auflagefläche der Patella
auf den Femurgleitflächen. Auf Abb. 3a wird weiter gut sichtbar, daß be
einer mit üblicher Zuggurtung versorgten Patellafraktur eine Kompressic
der Fragmente erst bei Biegebelastungen, nicht jedoch bei der üblichen
Streckstellung auftritt, bei Schrägbrüchen erzeugen die durch die Zuggurtung hervorgerufenen Druckkräfte jedoch Scherkräfte, die zur Stufenbildung der Gelenkfläche, zum Aneinandervorbeigleiten der Fragmente,
insbesondere bei Trümmerbrüchen führen können (Abb. 3b).

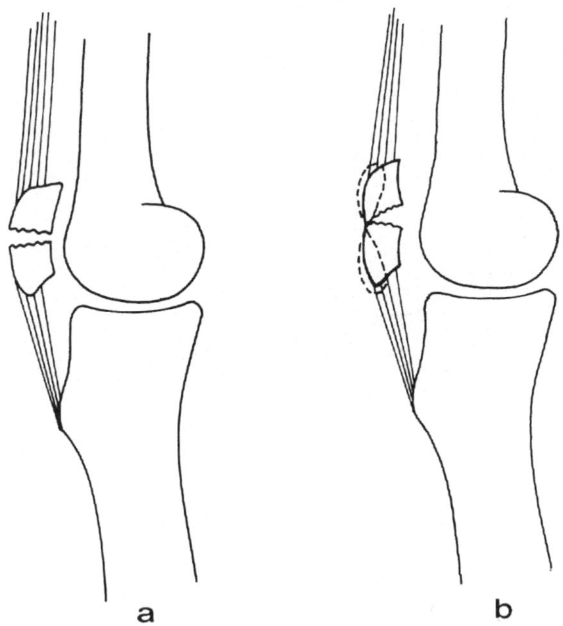

Abb. 1 a u. b

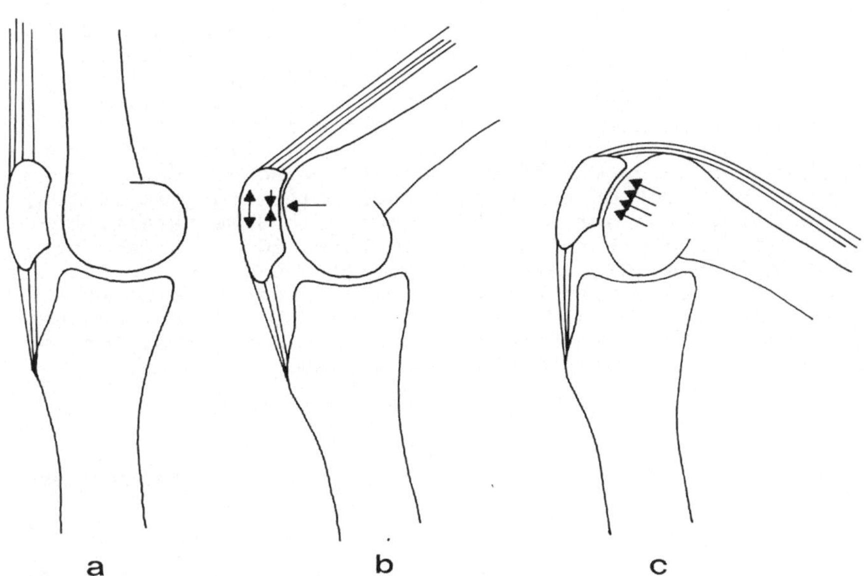

Abb. 2 a, b u. c

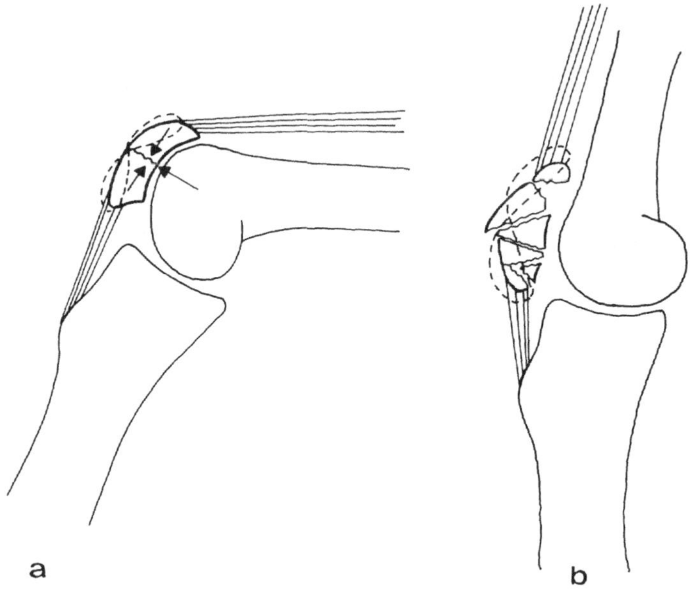

Abb. 3 a u. b

<u>Auflagedruck</u>. Bis 15° Beugung im Stehen beträgt der Auflagedruck der
Patellarückfläche praktisch 0. Dann nimmt der Druck durch die Kraft-
umlenkung mit weiterer Beugung rasch zu. Bei Beugung von 90° besteht
optimaler Kontakt zwischen Patella- und Femurgleitflächen (Abb. 2c).
Die Druckbelastung bei Kniebeugen aus gedehnter Haltung heraus beträgt nach BANDI etwa das 6-7fache des Körpergewichtes. Bei weiterer
Beugung nehmen die Druckbelastungen nicht mehr wesentlich zu, da dann
durch Abwicklung der Quadricepssehne direkt auf den Femurcondylen ein
Teil des Druckes direkt dort übertragen wird. Die Druckbelastung der
Patellarückfläche kann durch Verlagerung des Körperschwerpunktes ganz
erheblich geändert bzw. vermindert werden. Bei Kniebeugung im Liegen,
d.h. Anheben des Beines von der Unterlage gegen die Schwerkraft, beträgt die Druckkraft an der Patellarückfläche etwa 20 kp. Eine echte
Schienung der Patella bzw. der Patellafraktur findet durch den Patella
gleitweg nicht statt; wie vorher bereits erwähnt, besteht eine relativ optimale Kongruenz der beiden Gleitflächen nur bei einer Beugung
von 90°, keineswegs darf bei Mehrfachfrakturen mit der Reposition von
Fragmenten durch den Auflagedruck gerechnet werden.

<u>Praktische Bedeutung dieser biomechanischen Analyse für Osteosynthese
an der Patella</u>

Wie wir gesehen haben, ist die Kniescheibe in jeder Stellung Zugkräf-
ten ausgesetzt, die vorwiegend vorn an den Fragmenten ansetzen. Diese
Zugkräfte betragen schon in Ruhe zumindest bevor die Inaktivitäts-
atrophie einsetzt, ca. 20 kp. Strecken des Beines im Liegen erfordert

zusätzlich ca. 20 kp. Bei normaler Funktion nehmen bei Beugewinkeln
über 15° die Zugkräfte sehr rasch zu, bis zum 10fachen des Körpergewichtes.

Eine Osteosynthese muß, um eine Fragmentdistraktion zu verhindern,
diese Zugkräfte aufnehmen. Eine übliche Zuggurtungsosteosynthese kann
in Streckstellung des Beines zwar vorne, aber keineswegs im Bereich
der ganzen Bruchfläche eine Kompression bewirken. Im Gegenteil kommt
es unter Zugwirkung oder auch durch eine zu straff angezogene Zuggurtung zur Distraktion im hinteren Fragmentanteil (Abb. 1b). Insofern
ist die eine Abbildung im AO-Manual nicht ganz korrekt.

Bei Trümmerbrüchen kann es durch die Zuggurtungswirkung im Gegenteil
sogar zur Verschiebung und Lösung von Fragmenten kommen, wie es auf
Abb. 3b dargestellt ist. Erst bei Beugung über 15° setzt über dem Bie-
geeffekt - und die Zuggurtung verwandelt ja Biegezug- in Druckkräfte -
eine Kompression im hinteren Frakturabschnitt ein, aber nur wenn die
Patella im Frakturbereich auf der Gleitfläche aufliegt, sonst muß über
die Wirkung von Scherkräften mit Stufenbildung gerechnet werden. Diese
Scherkräfte werden ebenso wirksam, wenn die Bruchflächen schräg verlaufen. Da aber bei Beugungen über 20° die Kräfte sehr rasch erhebliche Größe erreichen, müssen wir in vielen Fällen, besonders bei
Stück- und Trümmerbrüchen, anfangs eine weitere Beugung vermeiden, da
die üblichen Osteosyntheseverfahren an der Patella kaum je eine volle
Funktionsstabilität erreichen lassen, denn hier treten ja Kräfte von
vielen 100 kp auf. So müssen wir also feststellen, daß der typische
Zuggurtungseffekt bei üblichen Bewegungsausmaßen postoperativ nicht
oder nur zeitweise zum Tragen kommt.

Eine einfache Zuggurtung führt also nur zu dynamischer Fragmentkom-
pression bei Biegebelastungen der Patella, dagegen besteht keine statische Kompression im ganzen Frakturbereich. Das bedeutet aber, daß
unter Funktion keine wirkliche Ruhigstellung der Frakturstelle erreicht wird, eine Forderung, die wir sonst bei anderen Frakturen heute
für eine ungestörte und rasche Bruchheilung stellen.

Wenn wir die Größe der bei Gebrauch auftretenden Kräfte berücksichtigen - und eine möglichst gute Funktionsstabilität ist ja unter anderem das Ziel der Operation - wird deutlich, daß sich Periost und Seh-
nenansatz wie alle Weichteile für eine dauerhafte stabile Verankerung
des Osteosynthesematerials nicht so gut eignen. Langsames Einschneiden
der dünnen Drähte muß zum Nachlassen der primären Kompressionswirkung
führen. Eine viel höhere Stabilität ist unseren Erfahrungen nach erreichbar, wenn die Drähte direkt am Knochen anliegen und am Abgleiten
durch eingebohrte Krischnerdrähte gehindert werden. Die Kirschnerdrähte haben weiter den günstigen Effekt, die Scherkräfte und die Verschiebung von Fragmenten unter der Zuggurtungswirkung, wie sie in ihrer
Entstehung vorher auf den Bildern gezeigt wurden, sicher zu verhindern.

Da der Zuggurtungseffekt ja erst bei stärkerer Beugung auftritt, die
wir in vielen Fällen jedoch nicht riskieren können, da eine so hohe
Stabilität kaum erreichbar ist, muß durch zusätzliche Maßnahmen ein
Klaffen der dorsalen Bruchfläche verhindert werden. Dies ist z.B. möglich durch eine zur üblichen ventralen Zuggurtung noch zusätzlich an-
gelegte noch weiter dorsal gelegene Cerclage (Abb. 4).

Zu dieser Art der Versorgung, d.h. der kombinierten Anwendung einer
vorderen Zuggurtung und einer hinteren Cerclage, möchte ich 2 Fälle
demonstrieren: Reposition der Fragmente mit Zirkelzange, Erfassung
möglichst aller Fragmente mittels 2 Spickdrähten, dann Anlegen der
Cerclage, die mittelfest angezogen wird, zuletzt Anlegen der üblichen
ventralen Zuggurtung, die jeweils um die Spickdrahtenden unmittelbar

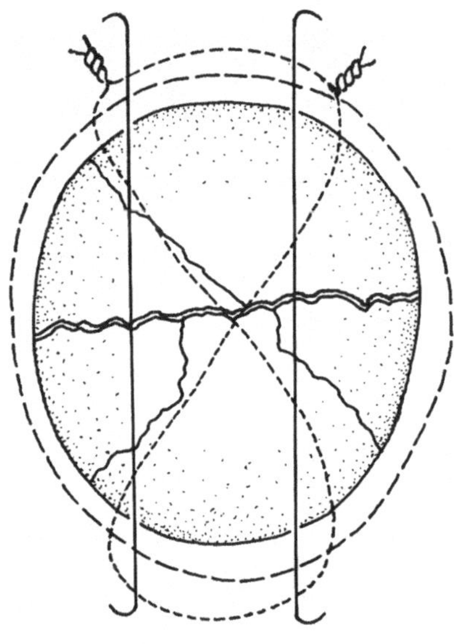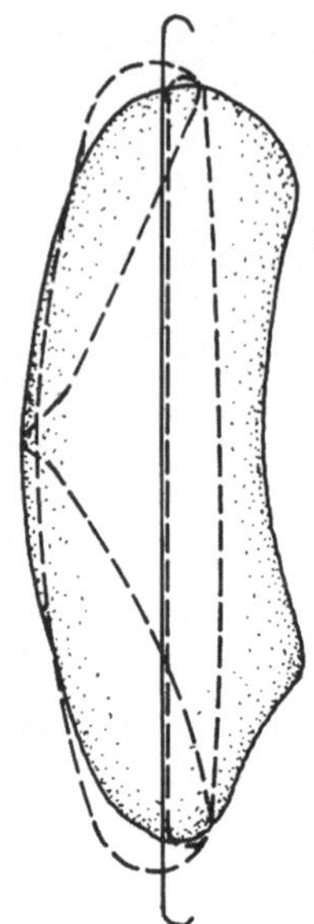

Abb. 4

herumgeführt wird, dann wird kräftiges Spannen der Zuggurtung möglich,
da dorsales Aufklappen durch die hintere Cerclage vermieden wird, Scher
verschiebungen werden durch die Spickdrähte sicher verhindert. Durch
dieses kombinierte Operationsverfahren ist eine statische und dyna-
mische Kompression der Fragmente und damit unserer Meinung nach die
bestmögliche Ruhigstellung der Fraktur möglich.

Bei manchen Stück- und Trümmerbrüchen sind zusätzlich 1 oder auch 2
Spickdrähte erforderlich, auch bei diesen Trümmerbrüchen zuerst Reposition und Fixierung mit Spickdrähten, dann Anlegen der Cerclage
und zuletzt der Zuggurtung. Bei einfachen Querbrüchen begnügen wir
uns mit der üblichen Zuggurtung und der Verwendung von 2 dünnen pa-
rallelen Spickdrähten.

Bei Abbruch eines kleinen unteren Polfragmentes, das nicht gelenkbil-
dend ist, entfernen wir dieses kleine Fragment und entlasten den Bandapparat mit einer durch die Tuberositas tibiae geführten und oben um
die Patella herum gelegten Drahtnaht und Nähen des Ligamentum patellae
selbst mit atraumatischem Supramid. Größere untere Polfragmente werden mit einer Zugschraube versorgt, auch hier erfolgt die Entlastung
der Naht bzw. Osteosynthesestelle am besten durch eine um die Patella
herumgezogene und durch die Tuberositas tibiae mittels einer Schraube
befestigte Drahtcerclage. Bei Berücksichtigung der möglichen hohen
Kräfte ist es sicher besser, wie im AO-Manual angegeben, den Draht
nicht direkt durch den Knochen durchzuziehen, sondern um eine quer
eingebohrte Schraube zu schlingen, da der dünne Draht naturgemäß viel
leichter in den Knochen einschneidet.

Nachbehandlung

Wichtiges Glied in der Therapie der Patellafraktur ist ganz sicher
eine geeignete funktionelle Nachbehandlung. Ziel der Nachbehandlung
ist es, eine ungestörte Bruchheilung zu ermöglichen und gleichzeitig

eine Muskelatrophie, Kniegelenkversteifung und Verklebung an der Patellagleitfläche zu verhindern. Das Vorgehen kann allerdings nicht ganz einheitlich erfolgen, sondern richtet sich nach Bruchform und erreichter Osteosynthesestabilität. Ab dem ersten Tag wird in jedem Falle mit aktiven Anspannungsübungen begonnen, nach dem ersten Verbandswechsel wird auch passiv die Patella seitlich hin und her geschoben unter der Vorstellung, dadurch Verlötungen der Rückfläche zu verhindern. Die Frage, welche Beugungen im Kniegelenk primär durchgeführt bzw. angestrebt werden sollten oder dürfen, möchten wir folgendermaßen beantworten: Wie vorher dargelegt, sind alle an der Osteosynthese wirksam werdenden Kräfte bis zu einer Beugung von 20° relativ gering, steigen dann aber sehr rasch bis zu Werten von vielen 100 kg an. Eine voll funktionsstabile Osteosynthese kann es an der Patella deshalb kaum geben. Während wir aus diesen Gründen bei einfachen Frakturen neben den Streck- bzw. Anspannungsübungen auch aktive Beugung um 20-30° erlauben, sollten weitere Beugungsübungen bis 90° nur als von der Krankengymnastin unterstützte, geführte Bewegungen durchgeführt werden. Bei ausgesprochenen Trümmerbrüchen beschränken wir uns primär vorwiegend auf Anspannungsübungen und geringgradige Beugung und legen bei der Entlassung noch für einige Wochen einen Gipstutor an, wobei hier für die Indikation ohne Frage auch die Persönlichkeiten der einzelnen Patienten eine Rolle spielen. Die Intensivierung der Nachbehandlung mit Unterwasserbewegungen, Schwimmen usw. wird dann in Abhängigkeit von den weiteren klinischen und röntgenologischen Kontrollen gestattet.

Bei kritischer Beurteilung der Patellafrakturen haben wir festgestellt, daß Heilungsdauer und funktionelles Ergebnis recht unterschiedlich und nicht unbedingt abhängig von der Schwere des Bruches sind. Während manche Patienten schon nach 3-4 Monaten wieder volle Funktion erreichen, benötigen andere Patienten oft außerordentlich lange zur Wiedererreichung einer guten Gelenkbeweglichkeit und Kräftigung der atrophierten Muskulatur. Zu überlegen wäre, ob man nicht für Patienten mit Stück- und Trümmerbrüchen einen entsprechenden Hülsenapparat oder auch einen Bewegungsgips (BURRI) mit einer z.B. auf zuerst 20° begrenzten und später langsam mehr einstellbaren Beugung anwendet. Gegenüber einem üblichen Gipstutor läge der Vorteil in einer sofort möglichen Beugung in einem kräftemäßig unbedenklichen Bereich und einer ständigen Muskelinnervation; gegenüber der Behandlung ohne Gips der Vorteil, daß der Patient ohne Angst und Gefahr vor plötzlichem Ausrutschen oder Umknicken und damit gewaltmäßiger Beugung des Kniegelenkes laufen könnte.

Anliegen dieser kurzen Ausführung war es, daraufhinzuweisen, daß die Behandlung der Patellafraktur noch nicht ohne Probleme ist; ein Gedanken- und Erfahrungsaustausch, wie er hier bei der heutigen Tagung stattfindet, ist daher sicher eine sehr gute Sache.

Spätresultate bei operierten Patellafrakturen

F. Freuler, Ch. Brunner und A. Rüter

1961-1971 wurden im Kantonsspital St. Gallen 139 Patienten mit insgesamt 140 Patellafrakturen primär behandelt. Im Gesamten gesehen waren es wesentlich mehr Frakturen. Die auswärts bereits anbehandelten Fälle wurden in der vorliegenden Untersuchungsstudie jedoch nicht berücksichtigt.

Von den 140 Patellafrakturen wurden 104 operativ und 36 konservativ behandelt.

Der Entschluß zur konservativen Behandlung beruhte hauptsächlich auf folgenden Fakten (Tabelle 1):

Tabelle 1. Gründe für die konservative Behandlung

Intakter Streckapparat	10
Längsfrakturen	10
Schlechter AZ (Polytrauma)	5
Schlechte Hautverhältnisse	2
Schlechter AZ	1
Hohes Alter	1
Nur Infraktion	1
Keine Angaben (Querfrakturen)	6
	36

Bei einem großen Teil der konservativ behandelten Längsfrakturen kam es nicht zur knöchernen Ausheilung. Das konservative Vorgehen bei diesem Frakturtyp ist daher nicht mehr zu vertreten. Sehr wahrscheinlich unterbleibt die Konsolidierung, da es unter dem Zug der Retinacula nach seitwärts zu einer Distraktion der Fragmente kommt.

73 der 104 operativ versorgten Patellafrakturen konnten bis heute klinisch und röntgenologisch nachkontrolliert werden. Bei den restlichen 31 Frakturen war diese Nachuntersuchung nicht möglich, da 22 Patienten nicht zur Kontrolle erschienen, 4 Patienten sich im Ausland befanden und weitere 4 bereits gestorben waren. Unter den nicht nachkontrollierten Patienten befand sich einer mit doppelseitiger Patellafraktur.

Analyse der 73 nachkontrollierten Patienten mit operativ versorgter Patellafraktur

Unfallgeschehen (Tabelle 2). Der weitaus größte Teil der Patienten erlitt einen Unfall im Straßenverkehr und während der Arbeit.

Tabelle 2. Unfallmechanismus

Verkehr	37
Arbeit	15
Sport	9
Sonst	9
Häuslicher Unfall	2
Militär	1
Total	73

<u>Altersverteilung (Abb. 1)</u>. Am häufigsten waren 20-30jährige Patienten betroffen. Eine weitere Spitze findet sich zwischen dem 50igsten und 60igsten Lebensjahr.

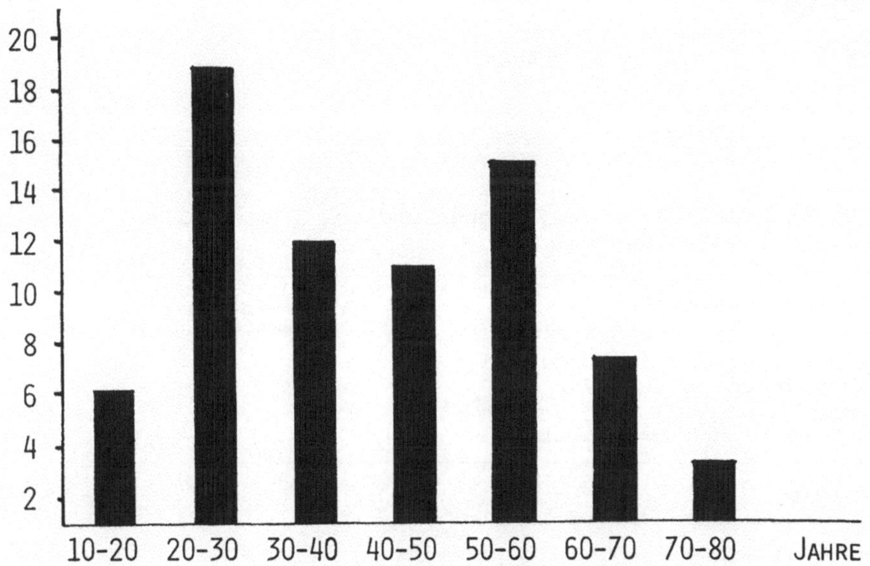

Abb. 1. Altersverteilung der 73 Patienten mit operierter Patella-fraktur

<u>Frakturtypen (Abb. 2)</u>. Etwa die Hälfte der Patienten hatte sich einen Mehrfragmentenbruch zugezogen, wobei bei 57 Patienten eine geschlossene und bei 16 eine offene Fraktur vorlag.

Therapie

Das Behandlungsprinzip bestand in der anatomischen Rekonstruktion und Stabilisation der Gelenkflächen. Dieses Ziel konnte auf verschiedenen Wegen erreicht werden (Tabelle 3).

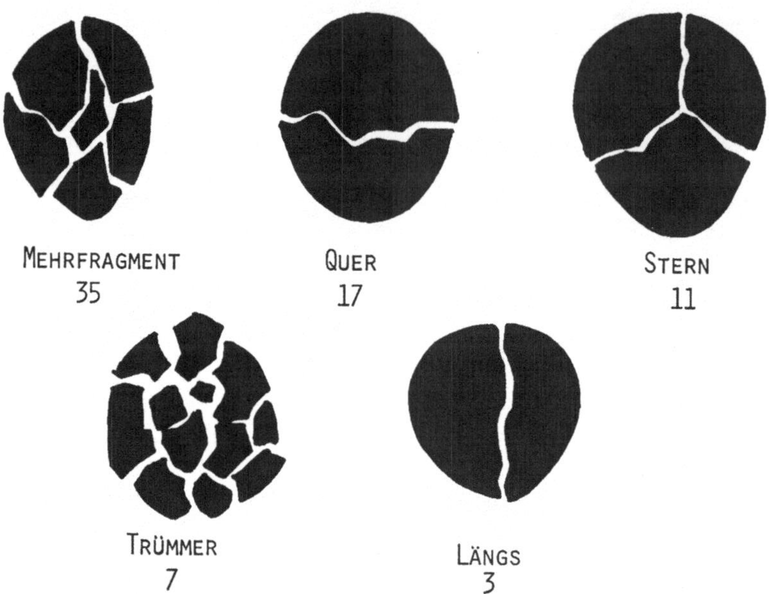

Abb. 2. Frakturtypen

Tabelle 3. Technik der 58 Osteosynthesen und der 7 partiellen
Patellektomien mit Osteosynthese

Zuggurtungsosteosynthese	27
Zuggurtungsosteosynthese in Kombination mit Kirschnerdrähten	26
Schrauben	6
Kirschnerdrähte und Schrauben	1
Schrauben allein	4
Kirschnerdraht allein	1

In 27 Fällen kam allein eine Zuggurtungsosteosynthese zur Anwendung.
In 26 Fällen wurde die Zuggurtung mit Kirschnerdrähten kombiniert.
In weiteren 6 Fällen fanden zusätzlich Schrauben Verwendung. Bei einem
Fall mußten Kirschnerdrähte und Schrauben zur Hilfe genommen werden.

4 Frakturen wurden allein durch Schrauben stabilisiert. 1 Fraktur war
ausschließlich durch Kirschnerdrähte behandelt worden.

Bei 7 Patienten wirkten sich bei der anatomischen Rekonstruktion Fragmente störend aus oder schienen devitalisiert. Diese Bruchstücke wurden entfernt und die verbliebenen Fragmente mit einer Zuggurtungsosteosynthese fixiert.

Bei 6 Patienten führten wir eine primäre Patellektomie durch, da wegen
ausgeprägter Zertrümmerung der Patella eine Rekonstruktion der Knor-

pelfläche nicht möglich war. Aus dem selben Grund wurde bei umschriebener Zerstörung der Patella bei 1 Patient eine Teilpatellektomie durchgeführt. Bei 1 Patient wurden die Fragmente mit transossären Nähten fixiert.

Tabelle 4 zeigt die Zusammenstellung der primären Behandlung der 73 operierten Patellafrakturen.

Tabelle 4. Primäre Behandlung der 73 operierten Patellafrakturen

Osteosynthese	58
Partielle Patellektomie und Osteosynthese	8
Primäre Patellektomie	6
Primäre Teilpatellektomie	1
Fixation der Fragmente mit transossären Nähten	1

Unmittelbare postoperative Komplikationen

Bei den 73 nachuntersuchten Patienten traten insgesamt 18 unmittelbare postoperative Komplikationen auf (Tabelle 5). Im einzelnen handelte es sich um 10 Hämatome, die punktiert werden mußten. Bei 4 Patienten fanden sich Wundheilungsstörungen in Form von Spannungsblasen und Hautnekrosen. Des Weiteren traten 2 Infekte auf, die ohne Spüldrainage zur Abheilung gebracht werden konnten. 1 Fall endete jedoch infolge der Zerstörung des Gelenkknorpels mit einer Kniearthrodese. Bei einem weiteren Patient trat infolge Lagerungsschaden eine passagere Fibularisparese auf, die sich spontan zurückbildete. In einem Fall kam es am 10. postoperativen Tag zu einer Dislokation der primär gut rekonstruierten Fraktur.

Tabelle 5. Unmittelbar postoperative Komplikationen bei 73 Patienten mit operierter Patellafraktur

Keine Komplikationen	55

Komplikationen (18)	
Hämatom (Punktion)	10
Wundheilungsstörungen	4
Infekt	2
Passagere Fibularisparese	1
Sek. Dislokation (10. postop. Tag)	1

Resultate

Bei der Beurteilung der Resultate nach operativ versorgten Patellafrakturen verwendeten wir die Angaben der Patienten bezüglich Schmerzen, Wetterfühligkeit, Geh- und Arbeitsfähigkeit sowie die bei der Nachuntersuchung erhobenen objektiven Befunde.

Schmerz
Ruheschmerz:
Nur 8 Patienten klagten über Ruheschmerz (Tabelle 6), von diesen wiesen 4 eine femoro-patellare Arthrose auf.

Tabelle 6. Ruheschmerz bei 73 Patienten mit operierter Patellafraktur

Kein Ruheschmerz	65

Ruheschmerz (8)	
leicht	7
mäßig	1
stark	O

Belastungsschmerz:
33 der 73 Patienten gaben Belastungsschmerzen an. Diese traten hauptsächlich bei Treppensteigen und Knien auf (Tabelle 7).

Tabelle 7. Belastungsschmerz bei 73 Patienten mit operierter Patellafraktur

Kein Belastungsschmerz	40

Belastungsschmerz (33)	
leicht	25
mäßig	4
stark	4

Gehfähigkeit. 10 Patienten waren in ihrer Gehfähigkeit eingeschränkt. Die Anamnese dieser Fälle ist in Tabelle 8 zusammengestellt. Auffälligerweise findet sich hier keine direkte Korrelation zum erlittenen Frakturtyp, d.h. die Einschränkung der Gehfähigkeit trat nicht vermehrt nach Mehrfragmentfrakturen auf.

Tabelle 8. Anamnese der 10 beschränkt gehfähigen Patienten

Querfraktur	3
Mehrfragmentfraktur	2
Trümmerfraktur	1
Sternfraktur mit sek. Dislokation	1
Patellektomie	1
Chondropathie Gegenseite	1
Morbus Paget	1
	10

Arbeitsfähigkeit. Nur bei 4 Patienten zeigte sich eine Verminderung der Arbeitsfähigkeit, welche mit der Patellafraktur im Zusammenhang stand. Die restlichen 68 Patienten waren zu 100% in ihrem ursprünglichen Beruf tätig (Tabelle 9).

Tabelle 9. Arbeitsfähigkeit der 73 Patienten mit operierter Patellafraktur

100% arbeitsfähig	68
80-100% arbeitsfähig	3
75% arbeitsfähig	1
Red. Arbeitsfähigkeit unbekannten Ausmaßes (Morbus Paget)	1
	73

<u>Gelenkfunktion</u>. Die Funktion des Kniegelenkes nach operierter Patella-
fraktur war zumeist nicht wesentlich eingeschränkt. Dies betrifft vor
allem die Extension. Nur 6 Patienten wiesen einen Streckausfall auf,
der nie über 10° betrug (Tabelle 10).

Tabelle 10. Streckdefizit gegenüber der gesunden Seite

O Grad 66	
5-10 Grad 6	
Entfällt 1 (Arthrodese)	

Die Beugefähigkeit war dagegen doch bei 40 Patienten eingeschränkt,
wobei das Defizit im Minimum 5° und im Maximum 80° betrug (Tabelle 11).
Die Fälle mit funktionell störender Beugebehinderung entfallen auf die
femoro-patellaren Arthrosen, die posttraumatischen Chondropathien
und die Patellapseudarthrosen.

Tabelle 11. Beugedefizit gegenüber der gesunden Seite

O Grad 33	
5-10 Grad 22	
10-20 Grad 7	
20-30 Grad 5	
30-40 Grad 1	
40-50 Grad 2	
80 Grad 1	
90 Grad 1 (Path. Vorzustand)	
Entfällt 1 (Arthrodese)	

Diese Ergebnisse insgesamt weisen auf die Notwendigkeit hin, der funktionellen Nachbehandlung operativ versorgter Patellafrakturen vermehrte
Aufmerksamkeit zu schenken.

Unsere Nachuntersuchungen haben gezeigt, daß trotz korrekt durchge-
führter Osteosynthese die Resultate nicht durchweg befriedigen. Ein
durch den Unfall gesetzter Knorpelschaden kann auch durch eine noch
so ideale Reposition und Stabilisation nicht wieder gut gemacht werden. Im Folgenden möchten wir nur auf die schlechten Ergebnisse eingehen, denn allein von diesen können Rückschlüsse auf mögliche Behand-
lungsfehler gezogen werden.

Die Kriterien für ein schlechtes Resultat der operativen Behandlung
sind in Tabelle 12 zusammengestellt.

Tabelle 12. Kriterien für ein schlechtes operatives Resultat

Sekundäre Patellektomie	4
Arthrodese	1
Pseudarthrose	2
Ruheschmerz: mäßig bis stark	1
Belastungsschmerz: mäßig bis stark	8
Starke Wetterfühligkeit	5
Eingeschränkte Gehfähigkeit	8
Auf Stöcke angewiesen	1
Beugen weniger als 90°	1
Arbeitsfähigkeit unter 75%	1

Bei der zusammenfassenden Beurteilung wiesen 16 der 73 Patienten ein schlechtes Resultat auf (Tabelle 13).

Tabelle 13. Von 16 Patienten erfüllte Kriterien

		Kriterien
1 Kriterium erfüllten	8 Patienten	8
2 Kriterien erfüllten	3 Patienten	6
3 Kriterien erfüllten	3 Patienten	9
4 Kriterien erfüllte	1 Patient	4
5 Kriterien erfüllte	1 Patient	5
	16	32

8 dieser Patienten erfüllten ein Kriterium, 3 Patienten zwei Kriterien 3 Patienten drei Kriterien, 1 Patient vier und wiederum 1 Patient 5 Kriterien. Im Durchschnitt entfielen demnach auf einen Patienten 2 pathologische Befunde oder Angaben.

Bei der Analyse der schlechten Ergebnisse konnten 5 Gruppen unterschie-den werden:

1. Die femoro-patellare Arthrose
2. Die posttraumatische Chondropathie
3. Sekundäre Dislokation mit Spätpatellektomie
4. Arthrodese
5. Patellapseudarthrose

1. Die femoro-patellare Arthrose. Es fanden sich insgesamt 6 Patienten mit röntgenologisch eindeutiger femoro-patellarer Arthrose, wobei der Unfall zwischen 3 und 7 Jahren zurücklag. Der Arthrose ging fünfmal eine Mehrfragment- und einmal eine Querfraktur voraus. Alle Fälle waren mit einer Zuggurtungsosteosynthese versorgt worden. Bei der Analyse der 6 Fälle zeigten sich nun zwei Hauptursachen für eine posttrauma-tische femoro-patellare Arthrose. Dies war einerseits ein schwerer Knorpelschaden anläßlich des Unfalls, und andererseits eine Gelenk-inkonkurrenz infolge mangelhafter Osteosynthese mit Stufenbildung. Der Knorpelschaden oder die Stufe nach Osteosynthese konnten bei allen diesen Patienten nachgewiesen werden. Hat sich einmal eine Arthrose entwickelt, bleibt bei erheblichen Beschwerden als letzter therapeuti-scher Schritt praktisch nur die Patellektomie. In einem Fall mußte dieser Eingriff durchgeführt werden. Bei diesem Patient hatte sich nach einem Infekt der Osteosynthese eine Nekrose der Patella mit an-schließender Arthrose entwickelt. Je später nach dem Unfall allerdings die Patellektomie durchgeführt wird, desto schlechter sind die Resul-tate. Die durch die femoro-patellare Arthrose und nachfolgende Gon-arthrose verursachten Beschwerden und Funktionseinschränkungen bestehen nach der Spätpatellektomie zum großen Teil weiter.

Nach unseren Erfahrungen bringen hingegen primäre Totalpatellektomien und großzügige Teilpatellektomien bei schweren Trümmerfrakturen mit Knorpelschädigung ein gutes objektives und subjektives Resultat. Bei richtiger Beurteilung der durch den Unfall verursachten Knorpelschäden kann somit eine sekundäre Patellektomie in den meisten Fällen vermie-den werden.

2. Posttraumatische Chondropathie. Die Diagnose der posttraumatischen Chondropathie stützt sich bei den betreffenden 6 Patienten auf die typischen subjektiven Beschwerden und objektiven Befunde. Wir stellten

diese Diagnose dann, wenn entsprechende Beschwerden vorlagen, röntgenologisch jedoch kein sicherer Anhaltspunkt für eine femoro-patellare Arthrose bestand. Möglicherweise stellt die Chondropathie nur ein Vorstadium zur femoro-patellaren Arthrose dar, da 3 dieser Patienten mit unterschiedlichen Frakturtypen nach der Osteosynthese eine Gelenksinkonkurrenz aufwiesen und zumindest bei den 3 Mehrfragmentfrakturen dieser Gruppe ein unfallbedingter Knorpelschaden angenommen werden kann.

Therapeutisch kommt bei der Chondropathie zunächst ein Quadricepstraining in Frage, da praktisch alle Patienten eine zum Teil erhebliche Muskelatrophie zeigten. Starke Beschwerden mit entsprechender Verminderung der Arbeitsfähigkeit können bis zum Entschluß zur sekundären Patellektomie führen.

3. <u>Sekundäre Dislokation mit Spätpatellektomie.</u> In diese Gruppe gehört ein Patient, bei dem es trotz Gipsbehandlung 6 Wochen nach Osteosynthese einer Mehrfragmentfraktur zu einer sekundären Dislokation der Fragmente kam. Wegen zunehmender Beschwerden entschloß man sich zur sekundären Patellektomie, welche 4 1/2 Monate nach dem Unfall durchgeführt wurde. Der weitere Verlauf gab diesem Entschluß recht. Der Patient ist heute subjektiv völlig beschwerdefrei.

4. <u>Arthrodese.</u> Auch in dieser Gruppe fand sich ein entsprechender Fall. Es handelte sich um eine offene Mehrfragmentfraktur mit Proteus-Coli-Infekt. Die Arthrodese wurde bereits 3 Monate nach dem Unfall durchgeführt. Der Patient ist heute beschwerdefrei und 100% arbeitsfähig.

5. <u>Pseudarthrosen.</u> Pseudarthrosen fanden sich im vorliegenden Krankengut in 2 Fällen, beidesmal nach Mehrfragmentenfraktur. Die Ursache war beim ersten Patient wahrscheinlich in devitalisierten Fragmenten zu suchen. Im zweiten Fall zeichnete eine inkorrekt durchgeführte Osteosynthese für die Pseudarthrose verantwortlich.

Die Aufschlüsselung der Spätergebnisse nach operativ behandelten Patellafrakturen weisen daraufhin, daß durch eine korrekte Osteosynthese mit exakter Reposition der Gelenkflächen und adäquater funktioneller Nachbehandlung der Prozentsatz der schlechten Resultate sicher reduziert werden kann. Daneben bleibt allerdings eine kleine Gruppe, die unfallbedingt so schwere Knorpelschäden aufweisen, daß auch durch optimale Osteosynthese und Nachbehandlung eine spätere Arthrose nicht verhindert werden kann.

Neues Prinzip der Zuggurtung

R. Labitzke

Die klassische, von WEBER 1963 eingeführte Zuggurtung zur Behandlung von Olecranon- und Patellafrakturen liegt streckseitig.

Nachuntersuchungen von Zuggurtungsosteosynthesen dieser Frakturen haben gezeigt, daß trotz exakter Operation stabile Osteosynthesen nicht immer zu erreichen sind. Bruchheilungsverzögerungen, die ein zusätzliches Wiedereingipsen notwendig machen, und sekundäre Fragmentdislokationen während der Übungsbehandlung sind jedem Operateur bekannt.

Im "Bergmannsheil" Bochum mußten wegen übungsbedingter Fragmentdislokation von 40 Olecranonfrakturen (1965-1971) zwei 2mal und von 48 Patellafrakturen (1967-1972) vier 2mal operiert werden.

Aus diesem Grunde wurde die streckseitige Zuggurtung statisch analysiert und ihre optimale Metallanordnung ermittelt.

Die konsequente Weiterentwicklung aus diesen Untersuchungen stellt die sog. laterale Zuggurtung dar.

Die experimentelle Überprüfung beider Verfahren geschah an einer Olecranon-Modellfraktur. Die ersten operativen Erfahrungen mit der neuen Methode liegen für die Olecranonfraktur vor. Ihr Prinzip soll daher anhand der Olecranonfraktur erläutert werden.

Die streckseitige Zuggurtung hat Nachteile, die alle auf der Exzentrizität ihrer Cerclage beruhen:

1. Sie setzt nur den streckseitigen Bruchbereich unter Druck, während der gelenknahe klafft.

2. Die postulierte Unterdrucksetzung auch des gelenknahen Bereichs setzt isometrische Übungen voraus, die jedoch wegen der Gefahr sekundärer Fragmentdislokation nicht zu befürworten sind.

3. Ihr Indikationsbereich ist eng. Er gilt am Ellbogen nur für das Olecranon, das, statisch definiert, nur den proximalen Anteil des Gelenkbereichs der Elle darstellt.

4. Bei Brüchen im distalen Gelenkanteil der Elle, statisch bereits proximale Ellenschaftbrüche, ist die dorsale Zuggurtung kontraindiziert, weil Beugertätigkeit in diesem Ellenanteil die Spannungsverhältnisse des Triceps umkehrt, nämlich dorsal Druck und ventral Zug erzeugt.

5. Infolge der Exzentrizität der Cerclage werden Querkräfte und Momente erzeugt, die die Tendenz haben, das Olecranon mit Stufenbildung in der Gelenkfläche längs gegen die Bruchfläche zu verschieben. Diese Kräfte können besonders bei Schrägfrakturen wirksam werden (vergl. Schenkelhalsbrüche PAUWELS III).

Einzige bleibende Indikation für die streckseitige Zuggurtung stellen die seltenen dorsocranial-ventrocaudal verlaufenden Olecranon-Schräg-frakturen dar.

Die Nachteile der streckseitigen Zuggurtung können durch optimale Me-tallanordnung, die die Exzentrizität der druckerzeugenden Cerclage gering hält, vermindert, aber nicht vollkommen beseitigt werden (Abb. 1).

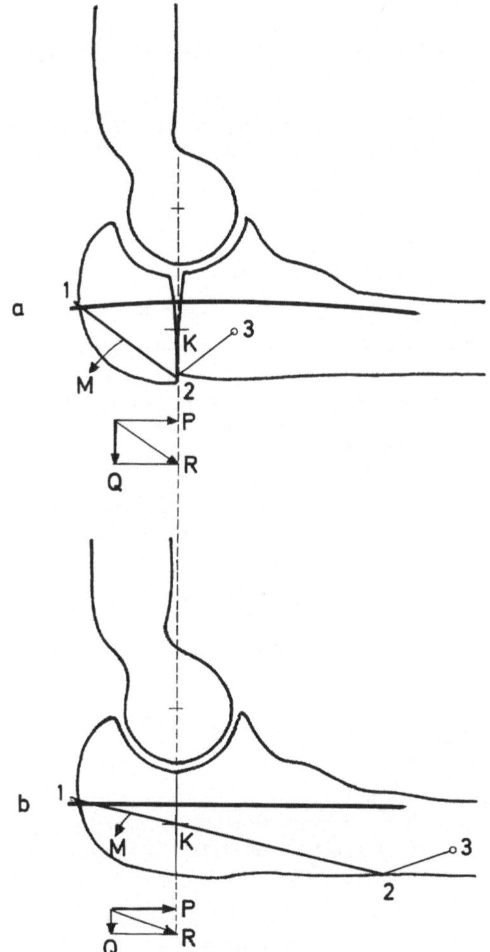

Abb. 1 a u.b. Dorsale Zuggurtung bei Olecranonfraktur.
(a) Exzentrische Ausführung, (b) Optimale Metallanordnung, Kräfte-
parallelogramm.
M = Cerclageabhängiges Moment, R = Resultierende (Richtung der Cercla-
ge), Q = Querkraft im Bruchspalt, P = Druckkraft im Bruchspalt

Die von WEBER empfohlene beste Metallanordnung mit gebogenen Kirschner-drähten, klaffendem ventralen Bruchspalt, läßt im Kräfteparallelogramm eine hohe Querkraft Q erkennen (Stufenbildung!).

Die optimale Metallanordnung läßt Q zugunsten einer größeren Druck-kraft P deutlich kleiner werden.

Die laterale Zuggurtung sowohl der Olecranon- als auch der Patellafraktur vermeidet jede Exzentrizität.

Sie legt den Kraftangriff im rechten Winkel zur Bruchfläche in den
sog. Kernquerschnitt. Das ist ein definierter Querschnittsanteil um
den Mittelpunkt herum. Dadurch wird die gesamte Bruchfläche gleichmäßig unter Druck gesetzt. Die interfragmentären Druckkräfte sind wesentlich höher (225%) als die der klassischen Zuggurtung.

Die laterale Zuggurtung ist in der Lage, alle im Bruchspalt einer Ole-
cranon- bzw. Patellafraktur auftretenden wechselnden Kräfte durch Beu-
ger und Strecker sicher aufzunehmen.

Mit gleichem Wirkungsoptimum ist sie auch bei den proximalen Ellen-
schaftbrüchen, die bisher als Olecranonfrakturen galten, und bei den
häufigen Mischformen, bei denen Bruchlinien in den proximalen Ellen-
bereich hineinreichen, anwendbar.

Die Unterdrucksetzung wird bei der lateralen Zuggurtung durch zwei
an den Seitenflächen der Ulna liegende Cerclagen erzielt.

Operatives Vorgehen. Hautschnitt nach BOYD, Darstellung der Fraktur
und des Ellbogengelenkes, Reposition und vorübergehende Fixation mit
Einzinkerhaken.

a) Jetzt werden wie bisher zwei möglichst weit auseinanderliegende,
   rotationsstabile, parallele axiale Kirschnerdrähte auf einer gedach-
   ten Waagerechten eingebohrt, die durch den Mittelpunkt des Kernquer-
   schnitts verläuft.

b) Nun wird ein querer Kirschnerdraht, der als distaler Zügel für die
   Cerclage dient, ca. 5 cm distal des Bruchspaltes quer durch die
   Mitte der seitlichen Ellenfläche gebohrt.

c) Zwischen den Enden jedes axialen und des queren Kirschnerdrahtes
   wird je eine Cerclage an jeder Ellenseite gelegt. Die herausragen-
   den Enden aller Kirschnerdrähte werden zu Ösen umgebogen und die
   Cerclagen nacheinander verspannt.

Nachschlagen der axialen Kirschnerdrähte.
Röntgenkontrolle in zwei Ebenen.
Redon, Wundverschluß, Verband.

Bei Patellafrakturen ist das operative Vorgehen gegenüber dem Verfahren der dorsalen Zuggurtung technisch ebenfalls nur wenig abweichend.
Nach Einbohren der Spickdrähte werden die Cerclagen um die Seitenflächen der Patella gelegt.

Die Tabelle 1 zeigt als Bestätigung der theoretischen Überlegungen die
Ergebnisse interfragmentärer bipolarer Druckkraftmessungen an der Olecranon-Modellfraktur bei streckseitiger, im Vergleich zu lateraler Zuggurtung.

Aufgrund der Ergebnisse kann die laterale Zuggurtung für Olecranon-
und Patellafrakturen anstelle der streckseitigen Zuggurtung empfohlen
werden.

Tabelle 1. Interfragmentäre Druckkräfte an der Modell-Olecranonfraktur

1. Dorsale Zuggurtung bei ungünstiger Metallage

Kraft P in kp im Bruchspalt	sofort nach OP	Bei Tricepszug in kp 1	2	3	4	5	8
Dorsal	9,3	7,8	6,5	5,3	4,2	3,5	2,0
Ventral	0,0	0,7	1,5	2,7	4,4	5,8	10,2

$P_{Ventral} = 0\% P_{Dorsal}$

2. Dorsale Zuggurtung bei optimaler Metallage

Dorsal	9,4	8,6	7,7	6,6	5,5	4,6	1,7
Ventral	3,6	4,6	5,8	6,9	7,8	8,8	12,8

$P_{Ventral} = 38\% P_{Dorsal}$

3. Laterale Zuggurtung

Dorsal	11,6	11,1	10,0	9,0	7,5	6,5	3,3
Ventral	9,3	11,0	13,0	14,0	15,5	17,5	21,5

$P_{Ventral} = 80\% P_{Dorsal}$

Patellapolresektion

(Indikation, Technik und Ergebnisse)

D. Terbrüggen, J. Müller und H. Dieterich

Patellapolfrakturen entstehen in der überwiegenden Mehrzahl der Fälle
durch ein kombiniertes Trauma mit Contusion der Patella unter Zugwirkung des M. quadriceps. War die indirekte Zugkraft des M. quadriceps
größer als die direkte auf die Patella wirkende Kraft, so erhalten
wir meist reine Polabrißfrakturen. Stärkere direkte Traumata führen
eher zu Patellapoltrümmerfrakturen.

Mit BAUMGARTL, J. BOEHLER, KELLER und anderen sind auch wir der Meinung, daß bei einer Patellapolfraktur, bei der noch mindestens zwei
Drittel der patellaren Gelenkfläche erhalten ist, die Polresektion
durchgeführt werden darf. Wir sind von der Bedeutung der Patella als
krafterhöhender Umlenkkörper des M. quadriceps überzeugt und resezie-
ren nie Fragmente, die mehr als ein Drittel der distalen oder proximalen Polspitze umfassen. Hemipatellektomien haben wir nie durchgeführt, da unserer Meinung nach hier die Gefahr besteht, daß die Patella im Moment ihrer physiologischen Kippung auf dem Femurcondylen-
first während der Flexion überkippen konnte. In diesem Falle der Über-
kippung würde die Resektionsfläche der verbliebenden Patella auf den
Femurcondylen reiben und so wegen der Inkongruenz zu Usuren führen,
die letztendlich in die femoro-patellare Arthrose einmünden.

SZYSKOWITZ und TSCHERNE haben 10 Patellaosteosynthesen aus den Jahren
1963-1968 10 Polresektionen aus der gleichen Zeit gegenübergestellt.
Auch bei ihnen trug das verbleibende Hauptfragment mindestens zwei
Drittel der Patellagelenkfläche. Funktionell kommen sie zwar zu annähernd gleichen Ergebnisse, doch konnten sie sowohl klinisch wie auch
radiologisch bei den mit Osteosynthese versorgten Fällen, wenn auch
zunächst asymptomatisch, häufiger Arthrosezeichen finden.

Die Polresektion empfiehlt sich nicht nur dort, wo die Fragmente sehr
klein oder porotisch sind, und deren Einpassen nicht recht möglich
ist, sondern auch bei den kleineren Polabrißfrakturen mit intaktem
Spitzenfragment. Beispiele exakter Reposition und Fixierung haben gezeigt, daß die zum Teil bionekrotischen Fragmente meist deformiert
einheilen. Retropatelläre Inkongruenz wäre wiederum die Folge.

Wegen der guten Übersicht benutzen wir auch bei der Polresektion den
von PAYR angegebenen antero-medialen Zugang parapatellar. Die zertrüm-
merte Patellaspitze, sei es nun proximal oder distal, muß samt dem
Periost entfernt werden.

Bei der durch LANGE angegebenen subperiostalen U-Naht der Patellarsehne an die Patella verbleiben Unsicherheiten bezüglich der Festig-
keit. Das Nahtmaterial läßt sich in der mehr oder weniger ausge-
fransten und dünnen Patellaraponeurose nur unzuverlässig fixieren. Zu-
dem gilt es, bei der Polresektion ein Distanzdefizit zu überbrücken.
Durch Verkürzung des Patella-Tuberositas-tibiae-Abstandes können über-
höhte retropatellare Druckkräfte entstehen, die zwangsläufig zur Chon-

dromalacie des Patellagelenkknorpels führen. Um das Distanzdefizit möglichst klein zu halten und zugleich eine Verstärkung der Patella-Seh-
nennaht zu erreichen, haben wir uns um eine plastische Verstärkung der
Naht bemüht, und verwenden transossär verankertes autologes Corium
als Material.

ENDERLIN, E. REHN und LEXER haben aufgrund frühzeitiger Capillarein-
sprossung in das in die Tiefe verpflanzte autologe Corium-Transplan-
tat zeigen können, daß die Einheilung zumindest teilweise durch Assi-
milation, und nicht nur auf dem Wege der Substitution erfolgt. Biop-
tisch konnten wir selber sehen, daß das anfänglich dreidimensional
ausgespannte Fasernetz der Haut unter dem formativen Reiz der Span-
nung bereits nach 6-12 Wochen in gleichsinnig gerichtete Faserbündel
umgewandelt wurde und von echtem Sehnengewebe nicht mehr unterschieden werden konnte.

Wir gewinnen den Hautstreifen je nach Konfiguration des Kniegelenkes
entweder aus dem Hautzugang am Knie selber oder entnehmen eine Cutis-
spindel am Gesäß. Es genügt, eine Hautspindel von 10-12 cm Länge sowie
1 1/2-2 cm Breite zu entnehmen. Diese läßt sich durch Längsspaltung
auf das Dreifache verlängern. Subcutis und Epidermis werden mit Schere,
Messer und scharfem Löffel entfernt. Störungen seitens allfällig ver-
bliebener Hautanhangsgebilde haben wir nie gesehen. Nach Ausräumung
aller Knochentrümmer wird die Frakturfläche der verbliebenen Rest-
patella planiert. Etwa 5 mm patellawärts und knorpelnah wird mit dem
3,2 mm-Bohrer transversal ein Bohrkanal gelegt. Durch diesen wird der
Coriumstreifen transossär verankert und nach distal hin im Sinne einer
8er-Tour in das Ligamentum patellae geflochten. Durch Anziehen der
8er-Tour wird die Patella an das Ligament herangezogen. Hiernach ist
es möglich, die Sehne mit einigen Nähten - neuerdings verwenden wir
Dexon - am distalen bzw. am proximalen Pol zu adaptieren (Abb. 1).

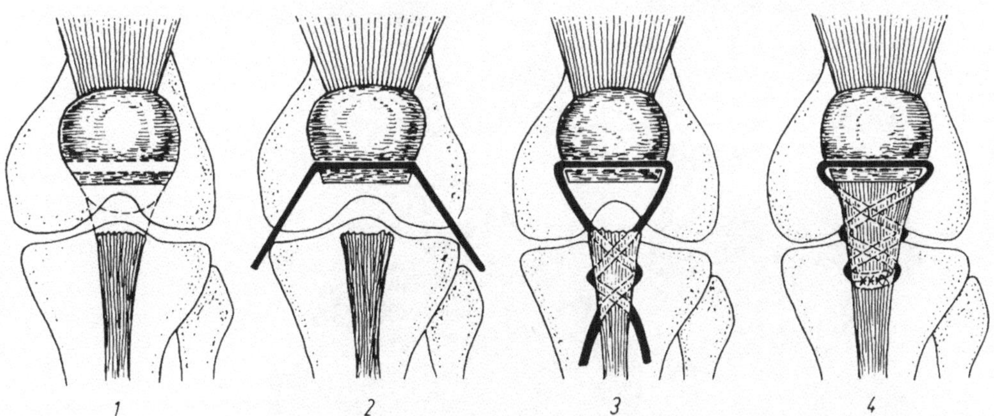

*Abb. 1. Die 4 Phasen der Reinsertion mit autologem Coriumzügel (nach
J. Müller). 1. Polausräumung und Patellabohrkanal. 2. Coriumzügel-
durchzug transossär. 3. Einflechten in das Lig. patellae. 4. Spannen
und Vernähen des Zügels, damit Adaptation Ligament und Patella*

Die Reißfestigkeit des Corium ist so hervorragend, daß postoperativ
eine Gipshülse für 4-8 Wochen bei voller Belastung des Beines ausreichend ist.

Unser Krankengut der letzten 8 Jahre umfaßt nun 22 Polfrakturen, die
mit Resektion und Reinsertion der Quadriceps- bzw. der Patellarsehne

unter Zuhilfenahme von autologem Corium behandelt wurden. 3 dieser
Fälle waren proximale Polabrisse. 19mal fanden wir Frakturen des distalen Patellapoles (Abb. 2 und 3). Hiervon waren 11 regelrechte Trümmerfrakturen, während wir in 8 Fällen Polabrisse mit kleineren Trümmerzonen fanden. Drei Viertel der Fälle entstanden durch ein überwiegend
direktes Trauma, während die übrigen neben einer geringeren direkten
eine starke indirekte Traumakomponente aufzeigten. 21 Patienten konnten zwischen 8 und 1 Jahr nachkontrolliert werden. Ein Beugedefizit
von 15-20° fand sich bei 2 Patienten, während bei einem Patienten mit
oberem Polabriß ein aktives Streckdefizit von 30° verblieb. Dieses
Streckdefizit, das passiv jedoch aufgehoben werden konnte, resultierte
aus einer Teilinsuffizienz der Patella-Quadriceps-Naht nach infizier-
tem subcutanem Hämatom. Bei dem kontralateral oberschenkelamputierten
Patienten bildete sich neben der wahrscheinlich zu frühen Überbe-
lastung des einen Beines eine Dystrophie aus, so daß ein sanierender
Zweiteingriff bisher nicht gewagt werden durfte.

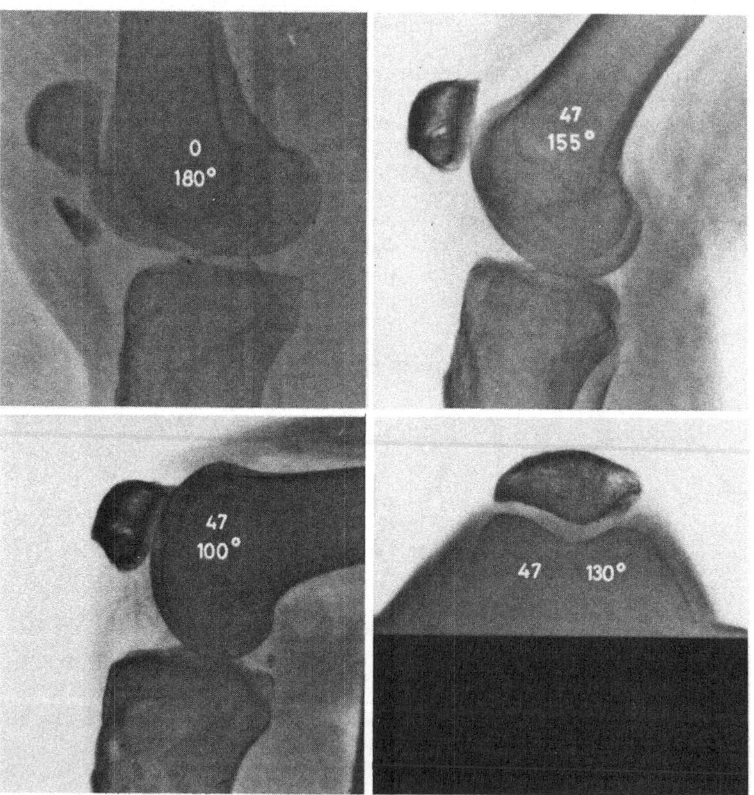

*Abb. 2. S.A. 1950. Stückfraktur des distalen Patellapoles. 47 Wochen
nach Resektion und Reinsertion des Lig. patellae mit autologem Corium.
Man beachte die Kippung der Patella in der 155°-Stellung*

Eine Quadricepsatrophie bis zu 1 1/2 cm Umfangsdefizit fanden wir bei
4 Patienten, von denen 2 Patienten erst vor kurzer Zeit operiert wur-

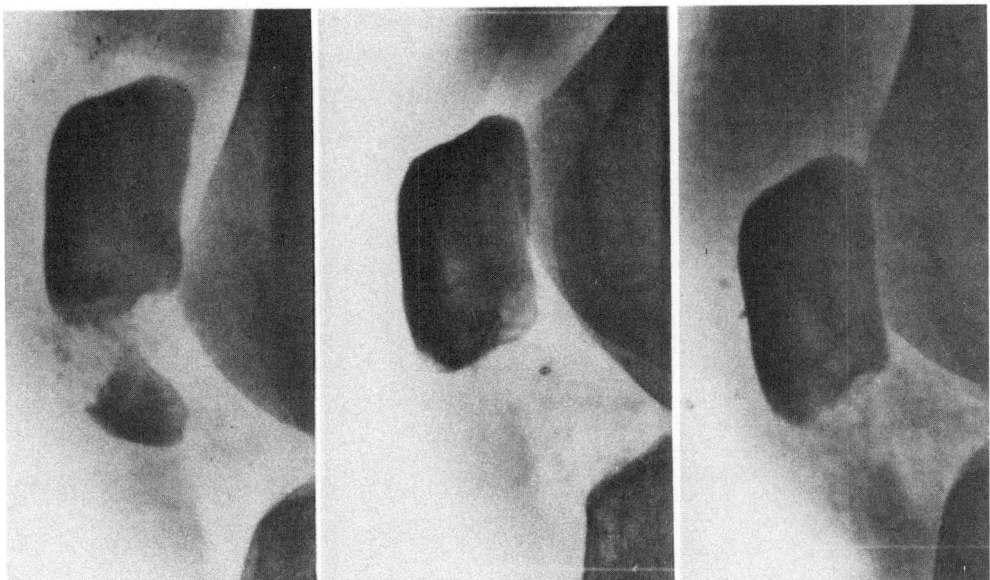

Abb. 3. S.R. 1955: Distale Polfraktur. 4-Jahreskontrolle

den. Ein hörbares Knacken bzw. ein palpables retropatellares Reiben
konnten wir bei 4 Patienten feststellen, ohne daß jedoch subjektive
Beschwerden bestanden. Röntgenologisch sahen wir bei vor allem älteren Patienten 6mal Arthrosezeichen, die nur bedingt mit der Polresektion in einen kausalen Zusammenhang gebracht werden können. Mit
Ausnahme des Infektfalles bezeichneten alle nachkontrollierten Patienten das Ergebnis ihrer Operation als gut.

Literatur

BAUMGARTL, F.: Das Kniegelenk. Berlin-Göttingen-Heidelberg-New York:
Springer 1964.

BÖHLER, J.: Dtsch. med. Wschr. 86, 1209 (1961).

FÜRMEIER, A.: Beitrag zur Mechanik der Patella und des Gesamtkniege-
lenkes. Arch. Orthop. Unfall-Chir. 46, 78 (1953).

GIEBEL, M.C., KRAHL, H., SABRI, W.: Mschr. Unfallheilk. 72, 388 (1969).

JONASCH, E.: Das, Kniegelenk. Berlin: DeGruyter 1964.

KELLER, E.A.: Mschr. Unfallheilk. 61, 172 (1958).

SMILLIE, J.E.: Brit. med. J. 1954 II, 203.

SZYSZKOWITZ, R., TSCHERNE, H.: Mschr. Unfallheilk. 72, 393 (1969).

SCHWEIKERT, C.H.: Hefte zur Unfallheilk. 110, 74 (1971).

WEBER, B.C.: Chirurg 35, 81 (1964).

WEIL, S., WEIL, U.A.: Mechanik des Gehens. Stuttgart: Thieme 1966.

WELLER, S., SAMINCI, P.: Mschr. Unfallheilk. 70, 167 (1967).

WITT, A.N.: Langenbecks Arch. Chir. 313, 509 (1965).

Totale Patellektomie*
(Indikation, Technik und Ergebnisse)

P. Hamacher

Wir haben soeben einige bemerkenswerte Referate über die aktive Therapie bei den verschiedenen Formen der Patellafrakturen gehört. Weiter wurden funktionell-mechanische Überlegungen angeschnitten. Letzteres führte zu dem Ergebnis, daß
1. die Patella ein wesentlicher Bestandteil eines gut funktionierenden Kniegelenkes ist, und
2., und das ist meine Interpretation, mehr oder weniger auf Biegen oder Brechen versucht werden muß, die Patella in der Funktionseinheit Knie zu erhalten. Um von vornherein Mißverständnissen vorzubeugen: Ich bin ebenfalls von dem Wert einer gut funktionierenden Patella überzeugt; jedoch fühle ich mich auf Grund von Spätbefunden an patellektomierten Kniegelenken zu der Aussage berechtigt, daß die Erhaltung der Patella um nahezu jeden Preis nicht gerechtfertigt erscheint.

In der Literatur reicht die Diskussion über den Wert der Patella von einem Extrem zum anderen: Um nur einige Beispiele zu nennen: SCHANZ bezeichnete die Patella expressis verbis als regelrechten "Luxusgegenstand"; Fritz KÖNIG und PAYR warnten dagegen nachdrücklichst vor der Patellektomie und wollten sie nur als Ausnahme bei Osteomyelitis, TBC und Tumoren gelten lassen. Auch in neuerer Zeit differieren die einzelnen Beurteilungen noch ganz erheblich, obschon langsam klarere Indikationsstellungen zur Patellektomie erarbeitet wurden und es somit zu einer gewissen Annäherung der einzelnen Standpunkte kam. Trotzdem wird im deutschsprachigen Raum die totale Patellektomie vorwiegend mit dem Hinweis auf die biomechanische Bedeutung skeptisch oder zumindest mit ganz erheblicher Zurückhaltung beurteilt. Deshalb erscheint es mir gerechtfertigt, gerade unter dem Aspekt der totalen Patellektomie (TP) unter etwas anderem Blickwinkel noch einmal kurz auf die funktionellen Faktoren einzugehen.

In den vergangenen drei Jahrzehnten wurde von verschiedenen Autoren die, wenn man so will, Belastung des Kniegelenkes errechnet, wobei z.B. die Maximalwerte von GROH (1962) beim Aufrichten aus der Hockstellung mit 20-40 Zentnern und FRENCH (1959) mit dem 20fachen Körpergewicht angegeben wurden. Besonders exakte Ergebnisse gehen meines Erachtens auf FÜRMAIER und MÖSSMER (1953) zurück, deren detaillierte Angaben immer wieder als Richtwerte zitiert werden: danach steigt die Belastung eines Kniegelenkes ohne Kniescheibe maximal im Femoropatellargelenk um das 4fache und im Tibiofemoralgelenk um das 2-3fache Körpergewicht. Diese Aussage bzw. Berechnung erscheint zunächst imponierend. Aus diesen Berechnungen geht aber auch hervor, daß diese Maximalbelastung allein im Einbeinstand bei einer Kniebeugestellung von 45 Grad zutrifft. Daß aber eine zahlenmäßige wesentliche Mehrbelastung erst ab einer Kniebeugestellung von unter 110 Grad im Einbeinstand ein-

---

* Arbeit aus der Orthop. Klinik und Poliklinik der Universität Heidelberg (Direktor: Prof. Dr. H. COTTA)

tritt, wird oft von den Gegnern der totalen Patellektomie oder den Befürwortern der Rekonstruktion der Patella um jeden Preis nicht angeführt.

An diesem Punkt der Diskussion angekommen, stellen sich folgende Fragen: 1. Wann treffen diese Maximalbelastungen überhaupt zu, daß heißt wann und wie oft steht man schon einmal im Einbeinstand und dazu noch in einer derartigen Beugestellung? - Die Antwort hierauf erscheint klar und bedarf kaum einer weiteren Erörterung, sofern man die Fürmaierschen Untersuchungen der Beurteilung zu Grunde legt!

Und wollte man argumentieren, daß sehr oft zumindest "Grenzwerte" erreicht werden, ergibt sich die Frage, wie man diese Grenzwerte definieren oder klassifizieren will. 2. Es taucht die Frage nach der individuellen Beanspruchbarkeit des Knorpels auf. Aber auch hierüber ergeben die in den letzten Jahren durchgeführten außerordentlich komplizierten elastomechanischen Berechnungen immer noch keine ausreichende Auskunft, und daher kommt es, daß man sich zu leicht auf das vage Feld der Spekulative begibt.

Es bleibt daher vorerst gar nichts anderes übrig, als auf Erfahrungswerte zurückzugreifen, und das war die Begründung dafür, daß wir an der Heidelberger Klinik rein pragmatisch diese Problemstellung zu beantworten versuchten, indem wir uns in unserer Aussage allein auf rein klinische Erfahrungen verlassen haben. Und damit kommen wir zur Kasuistik.

Kasuistik

Das ausgewertete Krankengut stammt in erster Linie aus der Orthop. Universitätsklinik Heidelberg; darüber hinaus konnte ich noch vier Spätergebnisse anfügen. Das Material erstreckt sich auf insgesamt 27 Sofort- und Spätpatellektomien von 1945 bis 1955, die wegen frischer oder in schlechter Stellung verheilter Frakturen und Pseudarthrosen durchgeführt wurden. Patellektomien mit gleichzeitig schweren Traumatisierungen der gleichen Extremität, nach Chondropathia patellae und Tumoren und ein Fall mit schmerzhafter Ankylose nach Empyem postoperativ sind aus der Statistik ausgeklammert (Tabelle 1).

Tabelle 1. Kasuistik

Totale Patellektomie (1945-1955)
Indikation Trümmerbruch; Stufenbildung; Pseudarthrose
Sofort-TP: 12
Spät -TP: 15 (-18 Monate nach Unfall)
Anzahl (gesamt): 27
Kontrollzeit: Schnitt: 17 Jahre postop.
              Minimum: 14 "   "
              Maximum: 28 "   "

Die klinische Auswertung berücksichtigte 1. Beschwerden, 2. muskuläre Situation und 3. Beweglichkeit; Früh- und Spätpatellektomien wurden getrennt beurteilt. Der röntgenologischen Beurteilung lagen immer Summationsaufnahmen in 2 Ebenen, Tangential- u. Intercondylenaufnahmen beider Kniegelenke zu Grunde (Tabelle 2).

Tabelle 2. Klinische Auswertung

Klinische Auswertung:	1. Beschwerden 2. Muskulatur 3. Beweglichkeit
Röntgen:	1. 2 Ebenen 2. Tangential-Aufnahme ⎤ bds 3. Intercondylenraum ⎦

ad 1) Beschwerden. Klassifikation nach Schmerzqualität und - Intensität vorn jeweils die Gesamtbeurteilung, oben/außen die Früh- und unten/außen die Ergebnisse der Spät-TP. Bemerkenswert, selbst wenn man von zwei schlechten Ergebnissen absieht, der hohe Anteil von beschwerdefreien oder -ärmeren bei früh- gegenüber spätpatellektomierten Patienten. Schon hieraus scheinen sich therapeutische Konsequenzen abzuzeichnen (Tabelle 3).

Tabelle 3. Beschwerdekomplex I

	keine	*leicht*	*mittel*	*stark*
Dauerschmerz	21 $\frac{10}{11}$	2 $\frac{1}{1}$	2 $\frac{1}{1}$	2 $\frac{0}{2}$
Schmerz bei Belastung	15 $\frac{9}{6}$	8 $\frac{3}{5}$	2 $\frac{0}{2}$	2 $\frac{0}{2}$
Schmerz beim Sitzen	11 $\frac{7}{4}$	10 $\frac{4}{6}$	4 $\frac{1}{3}$	2 $\frac{0}{2}$
Schmerz bei Wetterwechsel	12 $\frac{8}{4}$	9 $\frac{2}{7}$	4 $\frac{2}{2}$	2 $\frac{0}{2}$
Schmerz in Ruhe	21 $\frac{11}{10}$	1 $\frac{1}{0}$	3 $\frac{0}{3}$	2 $\frac{0}{2}$

Ein weiterer Beschwerdekomplex erstreckt sich auf Stoßempfindlichkeit, Instabilität/Schwäche, Schmerzen/Unsicherheit bei Treppensteigen. Auch hier schneiden die Frühpatellektomien am besten ab (Tabelle 4).

ad 2) Muskuläre Situation. Auffallend der hohe Prozentsatz von Atrophie und Tonusminderungen des Quadriceps, weiter die allerdings geringe Atrophie der Unterschenkelmuskulatur in fast der Hälfte der Fälle. Widersprüchlich zunächst erscheint die Tatsache, daß trotz Tonusminderung und Atrophie die Kraftproben selbst keine gravierenden Schwächen zeigten. Vielleicht ist die nicht ganz suffiziente Untersuchungstechnik für diese Diskrepanz verantwortlich zu machen, und man sollte vielleicht die subjektiven Angaben über Schwäche bzw. Instabilitätsgefühl eben doch stärker berücksichtigen (Tabelle 5).

Tabelle 4. Beschwerdekomplex II

	keine	leicht	mittel	stark
Stoßempfindlichkeit	7 $\frac{5}{2}$	11 $\frac{4}{7}$	5 $\frac{2}{3}$	4 $\frac{1}{3}$
Instabilität	16 $\frac{8}{8}$	3 $\frac{1}{2}$	4 $\frac{2}{2}$	4 $\frac{1}{3}$
Schwäche	10 $\frac{7}{3}$	10 $\frac{4}{6}$	4 $\frac{1}{3}$	3 $\frac{0}{3}$
Treppensteigen aufw	12 $\frac{8}{4}$	7 $\frac{3}{4}$	4 $\frac{1}{3}$	4 $\frac{0}{4}$
Treppensteigen abw	10 $\frac{4}{6}$	6 $\frac{4}{2}$	7 $\frac{4}{3}$	4 $\frac{0}{4}$

Tabelle 5. Muskulatur

Kraftminderung (Quadriceps)	14 x	(F-TP:5;S-TP:9)
Tonusminderung (" ")	18 x	(F-TP:6;S-TP:12)
Beinumfang (O. u. U-Schenkel)	3 x	stgl
Oberschenkelatrophie	24 x	(F-TP:9;S-TP:15)
Unterschenkelatrophie	16 x	(F-TP:5;S-TP:11)

ad 3) Beweglichkeit. Auffallend ein aktives Streckdefizit bei immerhin 15 von 27 Patienten. Die Minderung der Streckfähigkeit ging in erster Linie zulasten der Spätpatellektomierten, die, soweit aus den Unterlagen ersichtlich, fast alle eine Atrophie/Tonusminderung/Kraftminderung und eine zumindest leichte passive Streckhemmung schon präoperativ hatten. Prinzipiell gleich war die Situation bei den Beugehemmungen. Während die Streckhemmung oft als sehr störend empfunden wurde, wurde die Beugehemmung beim Bücken oder Sitzen eher als "lästig" bezeichnet (Abb. 1).

Röntgen. Die befürchtete Einleitung oder erhebliche Zunahme schon bestehender Verschleißprozesse über das altersentsprechende Maß hinaus nach der Patellektomie konnte generell nicht objektiviert werden, was vor allem durch die Vergleichsaufnahmen der Gegenseite dokumentiert wurde. Auffallend war lediglich bei fast allen Fällen eine leichte bis mittelgradige knöcherne Atrophie. Eine selbst bei besonders kritischer Auswertung nur als minimal zu bezeichnende Arthrosenverstärkung bei einem Drittel der Fälle erstreckt sich vorwiegend wieder auf die Spätpatellektomien. Ob diese Arthrosezeichen allerdings auf die Patellektomie selbst zurückzuführen sind, ist keineswegs ausreichend gesichert: Man kann zumindest diskutieren, ob nicht die die Patellafraktur begleitenden primären Knorpelschäden hierfür ebenfalls eine Rolle spielen. Leider fehlen diesbezügliche Hinweise - wie auch für die technische Versorgung - in den kurzgefaßten Operationsberichten. - Die Verkalkungen des Streckapparates sind nicht in Zusammenhang mit der Arthrose zu sehen. Wie schon früher angegeben, treten diese meist um so früher und stärker auf, je jünger der Patient ist, und

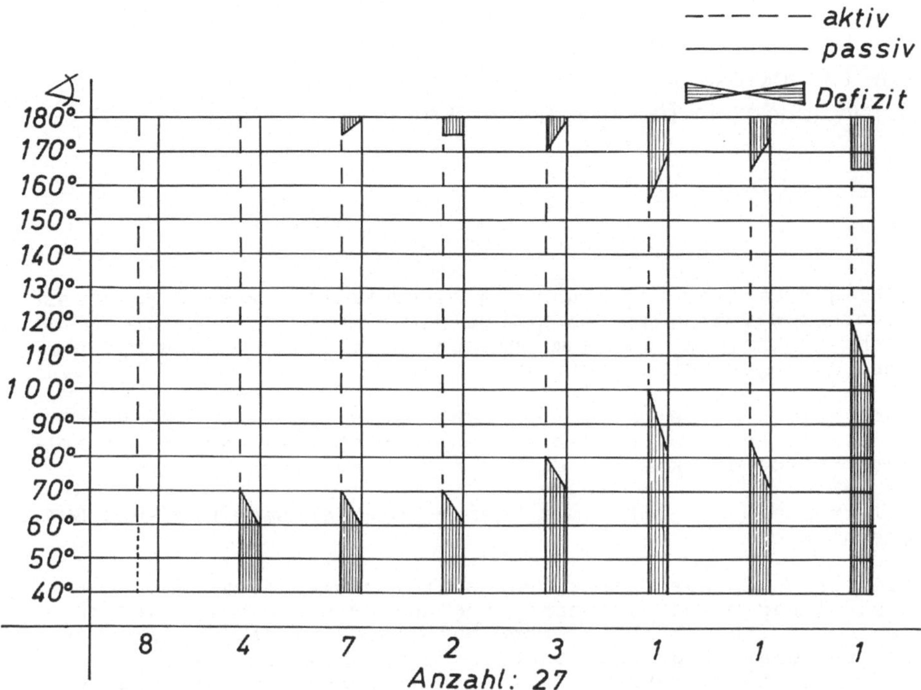

Abb. 1. Beweglichkeit (post TP)

vor allem bei funktionell günstigen Verhältnissen. Man sollte diese
Verkalkungen eher im Sinne einer metaplastischen Transformation als
Ausdruck einer guten, den neuen Verhältnissen angepaßten Situation ver-
stehen.

Ich darf zusammenfassen: Die TP ist bei kritischer Indikationsstellung
(Trümmerfraktur, Refraktur und Frakturen, die sich trotz moderner
Osteosyntheseverfahren nicht optimal stellen lassen sowie Pseudarthrosen) durchaus indiziert. Unsere Langzeituntersuchungen beweisen diese
Behauptung. Ich muß allerdings zugeben, daß mir Langzeituntersuchungen
schlecht oder nicht optimal verheilter Patellafrakturen nicht bekannt
sind; hieraus ergibt sich zumindest theoretisch die Möglichkeit, daß
auch nicht optimal verheilte Patellafrakturen genauso lange, evtl.
noch länger und besser als die TP toleriert werden. Wir bearbeiten
derzeit diese Problemstellung, können aber hierzu noch keine defini-
tiven Aussagen machen.

Aseptische Teilnekrose des Ligamentum patellae nach Patellektomie und vorausgehenden früheren Knieverletzungen

K. Hell

Ein 58-jähriger Patient wurde uns mit einer Patellafraktur zugewiesen. 22 Jahre vorher war am gleichen Kniegelenk eine mediale Meniscektomie und ein Jahr früher eine Tibiaumstellungsosteotomie wegen schwerer Gonarthrose durchgeführt worden.

Bei der operativen Revision fanden sich eine Vielzahl von Patellafragmenten, die alle entfernt werden mußten. Gleichzeitig waren multiple ausgedehnte Knorpeldefekte der Femurcondylen zu erkennen.

Die Patellektomie wurde mit einer Ligamentplastik nach WEST und SOTTO-HALL abgeschlossen.

Peroperativ erschien das Operationsresultat einwandfrei. 8 Wochen später nach scheinbar primärer Wundheilung kam es unter Belastung zu einer teilweisen Ruptur des Ligamentum patellae. Bei der Revision zeigte sich nun eine scharf begrenzte aseptische Teilnekrose des Ligamentum patellae im Dreieck zwischen einer alten früheren Incision und der frischen Ligamentplastik. Nach Excision der Nekrose und Ligamentraffung war dann der weitere Verlauf komplikationslos.

Dieser Fall mag darauf hinweisen, daß bei Eingriffen in Patellanähe dann spezielle Vorsicht angezeigt ist, wenn frühere, auch lange Zeit zurückliegende Operationen oder Verletzungen die Durchblutung des Ligamentum patellae einmal kompromitiert hatten.

Diskussion und Empfehlungen (Leitung: L. Schweiberer)

A. Rüter und C. Burri

Zur Biomechanik

Der Hochstand der Patella erhöht den retropatellaren Druck. Die Haglundsche Delle, die Ausdruck einer lokalen Überlastung ist, findet sich nur bei der Patella alta. Eine zu tief stehende Patella kann keinem erhöhten retropatellaren Druck ausgesetzt sein. Allgemein ist zu bemerken, daß alle theoretischen Berechnungen des retropatellaren Druckes bei Beugung des Kniegelenkes nicht den tatsächlichen Verhältnissen entsprechen. Bei zunehmender Beugung des Kniegelenkes wird die Quadricepssehne durch den ventralen Anteil der Condylen umgelenkt, dies entspricht dem sog. "Umwicklungseffekt des Quadriceps". Durch die dabei auftretende Änderung der Zugrichtung des Quadriceps wird der retropatellare Druck bei starker Beugung erheblich herabgesetzt. Je tiefer die Patella steht, um so früher und ausgeprägter kommt dieser Effekt zur Wirkung. Bei Hochstand der Patella dagegen kommt er erst spät, d.h. erst bei sehr starker Beugung mit entsprechend hohen Druckwerten, zum Tragen. Zuvor wird die Patella mit der ganzen Größe des Kraftvektors, der aus der Beugung resultiert, gegen die Femurcondylen gepreßt (Abb. 1).

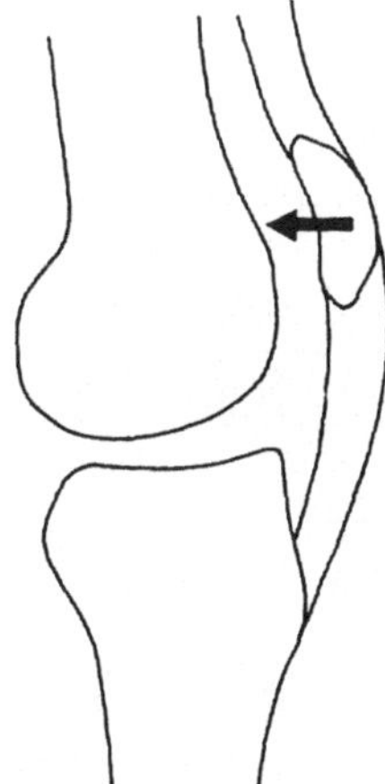

Patella alta

Der Druck der Patella gegen die
Condylen des Femurs ist erhöht

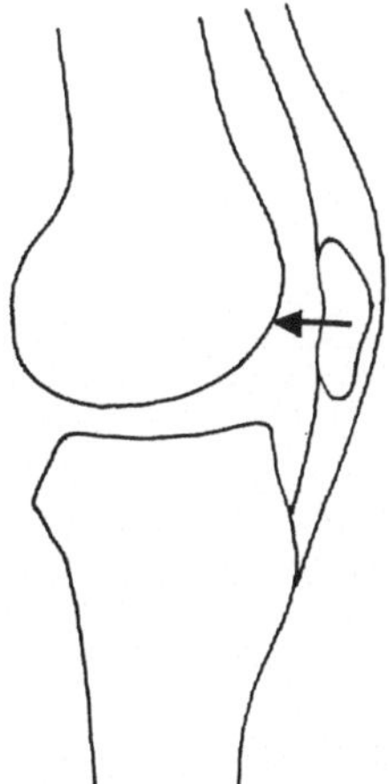

Tiefer Sitz der Patella

Der retropatellare Druck
ist normal oder erniedrigt

Abb. 1. Druckverhältnisse im patello-femoralen Gelenk in Abhängigkeit von der Lage der Patella

Nach Patellektomie rückt - durch Wegfall des Sesambeins - der Streckapparat näher an die Drehachse des Kniegelenkes. Dadurch wird sein Hebelarm wesentlich schlechter (Abb. 2). Man kann diese negative Auswirkung verhindern, indem anläßlich der Patellektomie die Tuberositas tibiae nach vorn verlagert und so ein "physiologischer" Abstand zwischen Streckapparat und Drehachse wiederhergestellt wird.

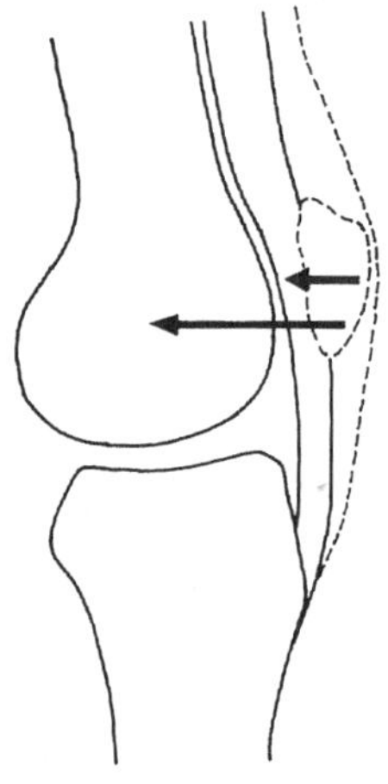

Der Streckapparat tritt der Drehachse des Kniegelenkes näher →
Verschlechterung des Hebelarmes

Günstige Zusatzmaßnahme bei der Patellektomie

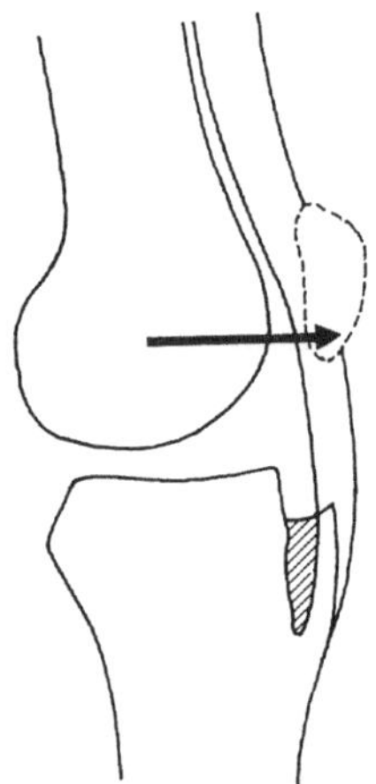

Vorverlagerung der Tuberositas tibiae nach BANDI: Der Streckapparat wird von der Drehachse entfernt - es wird ein günstiger Hebelarm geschaffen

Abb. 2. Verhältnisse nach Patellektomie

Weiterhin empfiehlt sich die Vorverlagerung auch nach Hemipatellektomie, da hier die ganze Flächenpressung von der kleinen Patella übernommen werden muß. Dies bedeutet eine entsprechend höhere Druckbelastung der verbliebenen Anteile, die sich durch die Vorverlagerung sinngemäß verringern läßt (Abb. 3).

Eine andere Möglichkeit, die Streckfähigkeit nach Patellektomie zu verbessern, besteht darin, den Ansatz des Vastus medialis nach lateral und distal zu verlagern (Operation nach WEST und SOTO HALL).

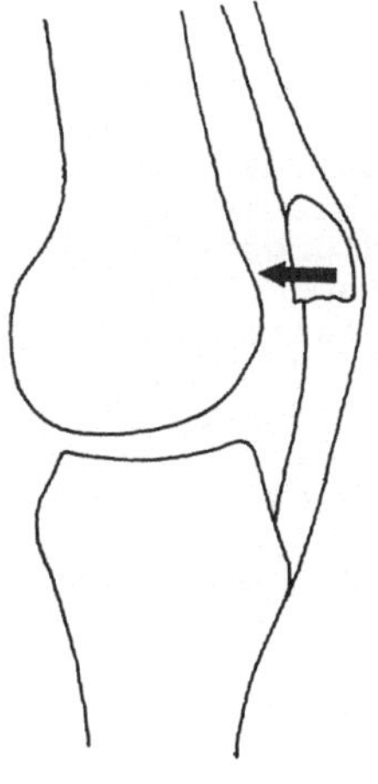

Retropatellare Druckerhöhung
- Verkleinerung der Kontaktfläche
- relativ scharfe Kante
- relative Patella alta

Günstige Beeinflussung durch

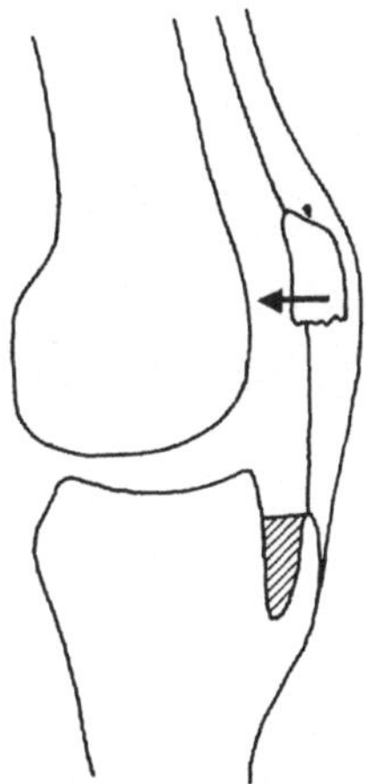

Vorverlagerung der Tuberositas
nach BANDI mit gesicherter Druck-
verminderung und Verbesserung
des Hebelarmes

*Abb. 3. Druckverhältnisse im patello-femoralen Gelenk nach Hemi-
patellektomie*

Nach Abschluß der primären Behandlung einer Patellafraktur sollten
neben den Standardbildern Tangentialaufnahmen der Patella angefertigt
werden, um einen Ausgangswert für die Beurteilung später möglicherweise auftretender retropatellarer Arthrosen zu haben. Dies ist besonders nach Längsfrakturen wichtig, da sich bei diesen Bruchformen
Stufenbildungen oft nur im tangentialen Strahlengang erkennen lassen.

Einteilung (Abb. 4)

Nach längerer Diskussion einigt sich die Diskussionsrunde auf folgende Unterteilung:

Polabrisse
Querfrakturen
Längsfrakturen

Sternfrakturen
Trümmerfrakturen
unterschiedl. Frakturen mit Trümmerzone

Dieser Einteilung kommt keine therapeutische Bedeutung zu. Zwar muß
bei einer Reihe von Trümmerfrakturen die primäre Patellektomie erwo-
gen werden, dies darf jedoch keinesfalls zu einem Behandlungsreflex
bei dieser Diagnose werden. Die Indikation zur Patellektomie hängt von
der Rekonstruierbarkeit der Patellarückfläche ab. Die Vitalität des
traumatisierten Knorpels läßt sich aber nicht abschätzen, da einerseits Knorpelareale traumatisch bleibend geschädigt sein können, die
makroskopisch unauffällig sind, andererseits kleine, aus der Umgebung
gelöste Knorpelstücke oft noch vital sind, da der Knorpel hauptsächlich durch die Synovialflüssigkeit ernährt wird. Diese Knorpelstücke
können wieder einheilen, wenn sie eine nur dünne subchondrale Schicht
tragen. Reine Knorpeldefekte, die ein beschränktes Ausmaß nicht über-
steigen, sind für das weitere Schicksal des Gelenkes nicht sehr tra-
gisch. Dagegen entwickelt sich bei einer Stufenbildung rasch eine
posttraumatische Arthrose.

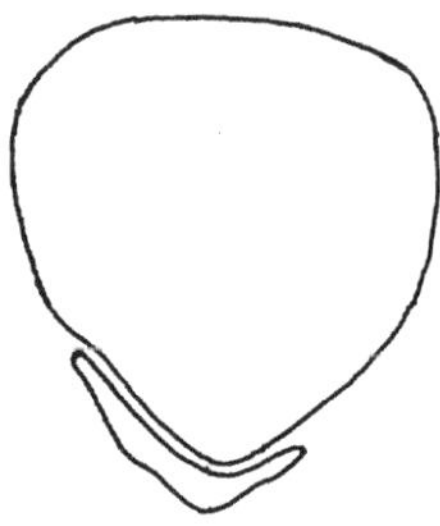

distaler Polabriß

Polabriß

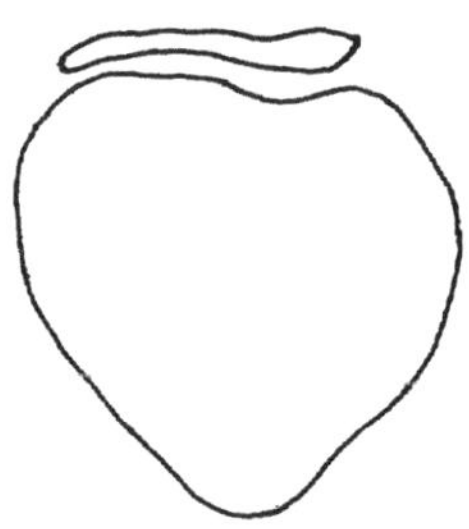

schalenförmiger Abriß
des proximalen Pols

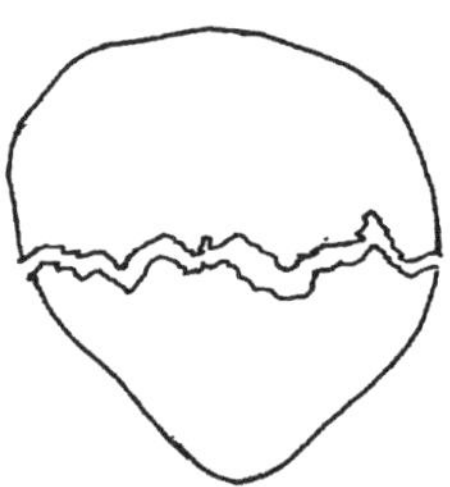

Querfraktur

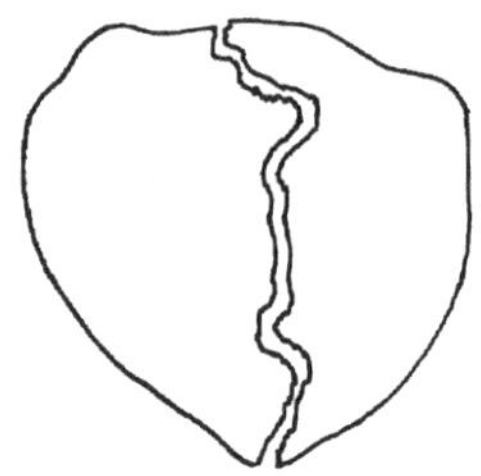

Längsfraktur

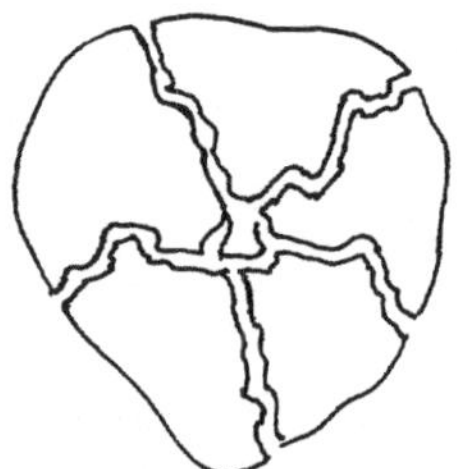

Sternfraktur

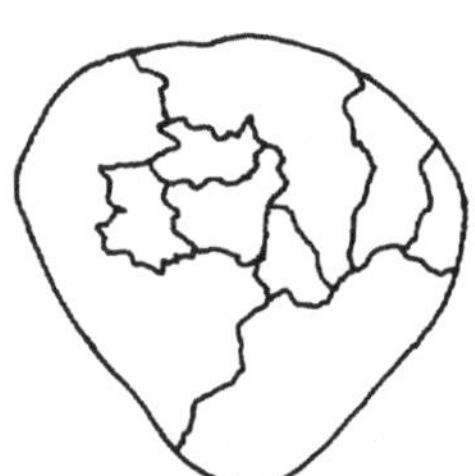

Trümmerfraktur

Abb. 4. Einteilung der Patellafrakturen

Operationszeitpunkt

Offene Frakturen müssen sofort operiert werden. Das gleiche gilt für
Frakturen mit Schürfwunden und Weichteilcontusionen, da diese nach
kurzer Zeit superinfiziert sind. Erfolgt die Zuweisung eines Patienten mit solchen Weichteilverhältnissen erst nach 1o-12 Std, darf nicht
mehr operiert werden, da dann die Superinfektion bereits eingetreten
ist. In solchen Fällen ist 1-2 Wochen zu warten.

Ein Hämarthros wird belassen, wenn die Operation in den nächsten Stunden erfolgt. Ansonsten wird unter sterilen Kautelen abpunktiert, insbesondere bei schlechten Weichteilverhältnissen, um zusätzliche Zir-
kulationsstörungen durch den Druck des Ergusses zu vermeiden.

Auch isolierte Fragmente sind ein Grund zu einer möglichst raschen
Osteosynthese, damit diese möglichst schnell wieder Anschluß an die
Ernährung aus der Umgebung finden können.

Zugänge (Abb. 5)

Wenn es die Hautverhältnisse erlauben, wird die Patellafraktur von
einem Querschnitt aus operiert. Dieser muß allerdings genügend lang
gewählt werden. Gegen den Payr-Schnitt spricht, daß er längs über das
Gelenk zieht und nach seiner Anwendung nicht selten subjektiv erheblich störende Paraesthesien im Gebiet des Ramus infrapatellaris beobachtet werden und ästhetisch unschöne Narben in Kauf genommen werden müssen. Außerdem gibt dieser Zugang auch keinen besseren Überblick
über die Gelenksituation, da es aus Gründen der Fragmentdurchblutung
nicht erlaubt ist, die Retinacula zu spalten, um so die Patellarückfläche einsehen zu können.

Macht die Fraktursituation doch einmal den seitlichen Zugang notwendig,
kann man durch eine laterale Schnittführung die Gefahr einer Schädigung des Ramus infrapatellaris umgehen.

Wird es während der Operation notwendig, an die Tuberositas tibiae zu
gelangen, um diese vorzuverlagern oder eine Drahtumschlingung nach
MacLAUGHLIN durchzuziehen, wird die Tuberositas von einer gesonderten, kurzen Längsincision freigelegt.

Osteosyntheseverfahren (Abb. 6)

Die Zweckmäßigkeit einer Zuggurtung, die um die Sehnenansätze geführt
wird und in dem ventralen Anteil der Patella liegt, ist unbestritten.
Zusätzliche Kirschnerdrähte haben dort ihre Indikation, wo bei entsprechender Orientierung der Frakturfläche Scherkräfte abgefangen werden müssen. Diese Kirschnerdrähte werden in paralleler Richtung und
meist weit dorsal eingebracht, da hier die harte subchondrale Schicht
die beste Verankerung bietet. Wird nun der Zuggurtungsdraht um diese
Kirschnerdrähte geführt, darf dies nur auf einer Seite geschehen, da
sonst eine zu starkes Kippmoment auf die Fragmente entsteht, das zu
einem dorsalen Klaffen der Fraktur führt. Inwieweit bei alleiniger Zuggurtung die Fragmente in Streckstellung des Kniegelenkes dorsal wirk-
lich klaffen, kann in der Diskussion nicht vollständig geklärt werden.
Beim Anziehen des Zuggurtungsdrahtes rutscht dieser mit den Sehnenan-

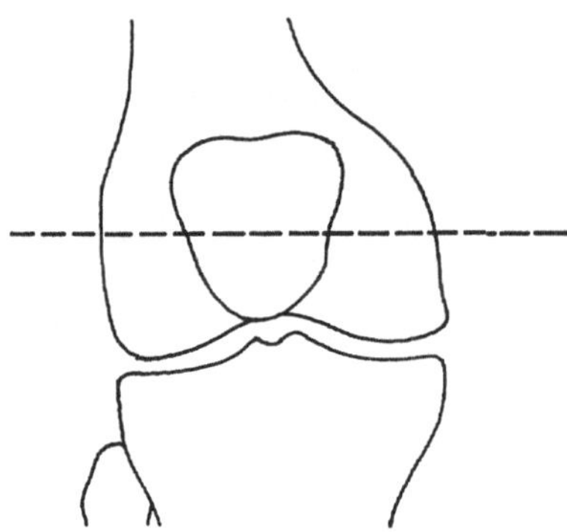

Quere Incision

Vorteile:
- guter Überblick
- kosmetisch günstige Narbe

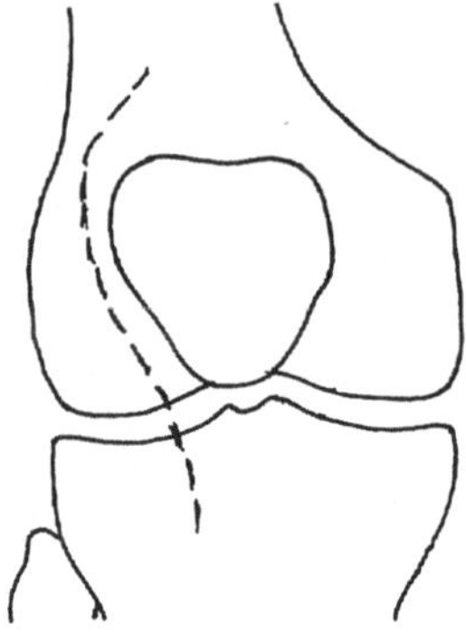

Incision nach PAYR

Nachteile:
- Schädigung des Ramus
  infrapatellaris
- kosmetisch ungünstige
  Narbenbildung

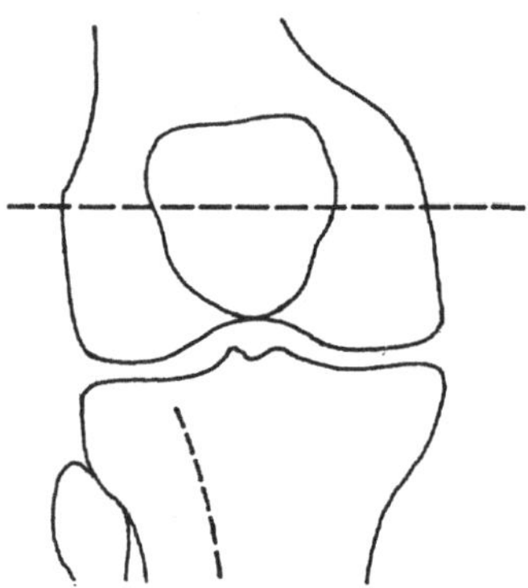

Kombination zur Anlegung
einer Drahtschlinge nach
MacLAUGHLIN oder Vorverlagerung der Patella nach BANDI

Abb. 5. Zugänge bei der Versorgung von Patellafrakturen

sätzen soweit nach ventral, daß kaum mehr ein Kippmoment resultiert.
Weiterhin spricht die gute klinische Erfahrung dieses Verfahrens dafür, daß die Fraktur keiner Wechselbelastung unterworfen ist. Andererseits ließe sich, zumindest an Einzelfällen, röntgenologisch dieses
dorsale Klaffen der Fraktur in Streckstellung des Kniegelenkes nachweisen. Eine Möglichkeit, diesem Problem aus dem Wege zu gehen, besteht darin, dorsal einen zweiten Draht um die Patella zu führen, der
den Kontakt auch dieser Frakturanteile bei gestrecktem Knie sicher-
stellt.

Längsfrakturen müssen ebenfalls osteosynthesiert werden, da die Span-
nung der Retinacula sonst die Fragmente auseinanderzieht. In der Regel
empfiehlt sich bei diesen Bruchformen die quere Verschraubung. Die
Reinsertion des Ligamentum patellae an der Patella nach Resektion des
unteren Pols geschieht am besten, indem das Ligament beidseits in
einem schmalen Bereich mit einem Faden durchflochten wird. Dieser Faden wird dann durch zwei Bohrkanäle bis auf den cranialen Pol der Patella gezogen und hier verknotet. Die Bohrkanäle sollen im Frakturbereich - also distal - mehr der Patellarückfläche angenähert sein, um
durch den schräg nach proximal vorn laufenden Zug ein Kippen der Pa-

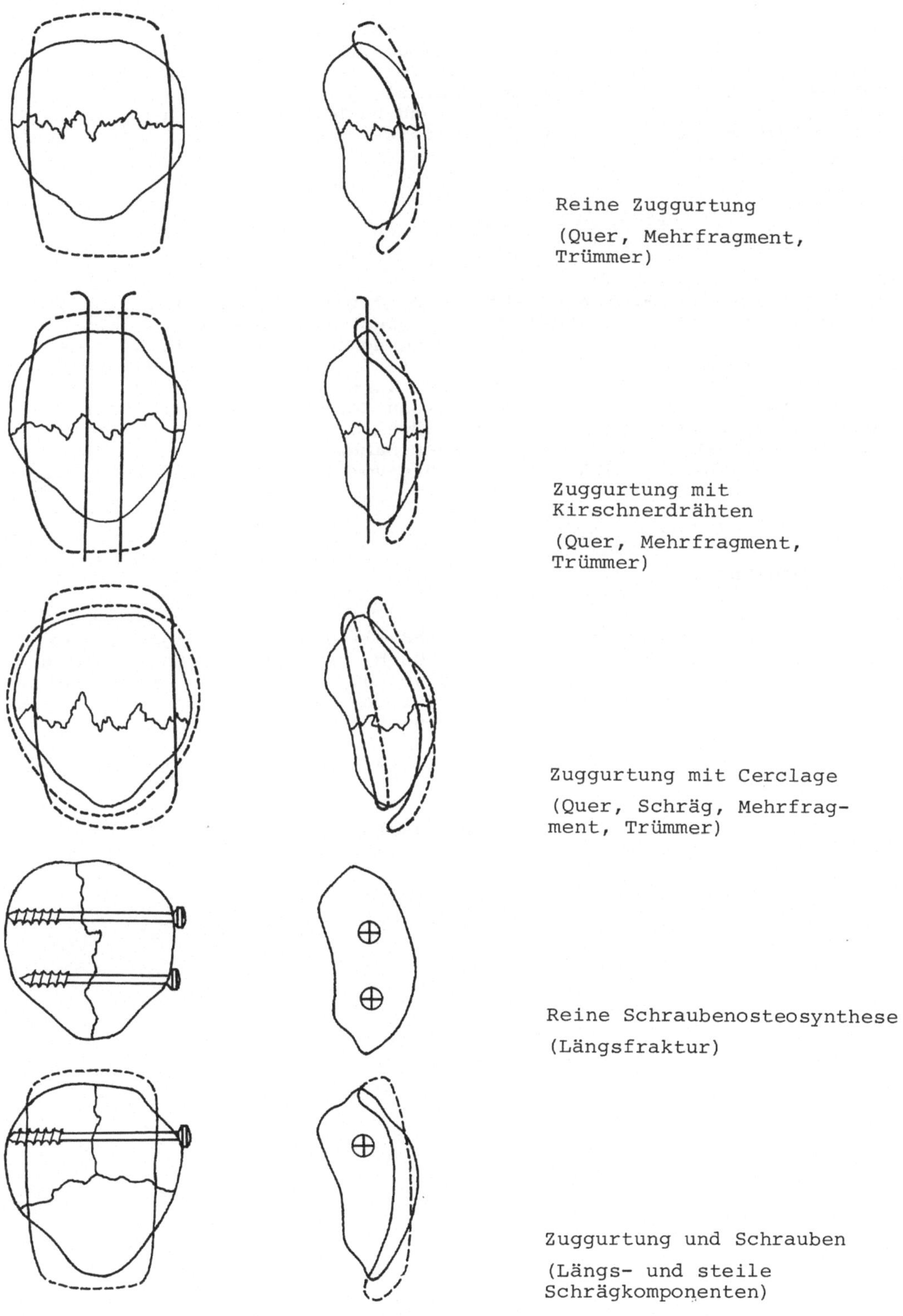

Abb. 6. *Osteosyntheseverfahren an der Patella*

tella zu vermeiden. Die mitteleren, in ihrer Durchblutung hierdurch
nicht beeinträchtigten Anteile des Ligamentum patellae werden nun mit
feinen Nähten so fixiert, daß sie an der freiliegenden Spongiosa des
unteren Patellarandes liegen und hier einsprossen können. Die Reinsertion wird durch eine Drahtzuggurtung nach MacLAUGHLIN entlastet.
Dieses Vorgehen erlaubt eine gipsfreie Nachbehandlung mit sofortigen
Bewegungsübungen.

Patellektomie

Die Ergebnisse der Frühpatellektomie sind bei allen Kontrollen besser
als diejenigen der Spätpatellektomie. Dies soll nicht einer sofortigen Patellektomie bei der Primärversorgung das Wort reden. Wenn das
postoperative Röntgenbild oder der Verlauf jedoch eine Patellektomie
notwendig erscheinen lassen, muß diese dann möglichst früh durchgeführt werden, bevor es zur Einschränkung der Beweglichkeit, Schrumpf-
fung des Kapsel-Bandapparates und Knorpelschäden am Femur gekommen
ist. Bei größeren Knorpeldefekten oder nachweisbaren massiven Contu-
sionsherden empfiehlt BURRI die primäre Vorverlagerung der Tuberositas
tibiae.

Nachbehandlung

Für die frühe Phase gilt allgemein, daß die Übungsbehandlung ab dem
2.-3. Tage durchgeführt werden kann. Nach ausreichender Mobilisation
des Kniegelenkes, wobei eine Beugung von 90° als ideal angesehen wird,
kann nun bei einem zuverlässigen, kräftigen Patienten die weitere Behandlung gipsfrei erfolgen. Die Patienten dürfen dann in den ersten
6 Wochen nur das gestreckte Knie voll belasten, da bei einer Belastung
in Beugung doch Kräfte auftreten, die die Belastbarkeit einer Zuggurtung überschreiten können.

Bei unzuverlässigen oder schwächlich-unsicheren Patienten wird nach
ausreichender Mobilisation ein Gipstutor für weitere 4 Wochen angelegt.

III. Die Tibiakopffraktur

Ursachen, Formen und Begleitverletzungen der Tibiakopffraktur

U. Holz

Frakturen der proximalen Tibia wurden vor der epochemachenden Leistung
Röntgens vor nunmehr fast 80 Jahren selten beschrieben. Die oftmals
geringen Verschiebungen und die fehlende Crepitation des straff von
Bändern umgebenen Tibiakopfes erschwerten die Diagnostik. Aber noch
vor der Kenntnis des Frakturcharakters ist seine Bedeutung für das
Knie als größtes Gelenk des menschlichen Körpers richtig eingeschätzt
worden und hat auf Grund der beobachteten Einsteifungen zur Empfehlung
geführt, nach derartigen Brüchen eine Lagerung in Streckstellung vor-
zunehmen (RICHTER, 1828).

Einzelne Frakturtypen wurden meist an Hand von Sectionsbefunden beschrieben (MALGAIGNE, 1850; WALTHER, 1852; HELFERICH, 1896; WAGNER,
1887; zit. nach THIELE). Mit der Zunahme der Röntgendiagnostik zu Beginn dieses Jahrhunderts änderte sich die Situation. Die Fallzahl der
einzelnen Autoren vergrößerte sich (SONNTAG, 1905; TANTON, 1916; HULTEN,
1929) und mit ihr wuchs die Zahl der schematischen Einteilungen. Erste
Überlegungen zum Unfallmechanismus, zum Teil basierend auf experimen-
tellen Untersuchungen, stammen bereits aus den 20er Jahren (CUBBINS
et al., 1929; HULTEN, 1929).

Das Für und Wider der operativen und konservativen Therapie dieser
Brüche wurde in den letzten 30 Jahren in weit mehr als hundert Veröffentlichungen diskutiert.

Zum Verständnis der Ursachen, Formen und Begleitverletzungen des Schien-
beinkopfbruches sind einige anatomische Vorbemerkungen zu den Femurcondylen, zum Tibiakopfmassiv und den Bandverbindungen samt Minisci erforderlich. Die Besonderheiten der Patella sollen in diesem Zusammenhang außer acht gelassen werden.

Femurcondylen

Die Femurcondylen sind in beiden Ebenen konvex. Die Knochenbälkchen-
struktur wird von der axialen Belastung ausgerichtet und verläuft, abgesehen von subchondralen Querverbindungen, vertikal. Der laterale
Condylus weist in der Sagittalebene eine stärkere Krümmung als der
mediale auf, und in der Frontalebene kommt lateral eine schärfere Kan-
tenbildung zur Darstellung. Der Krümmungsradius an beiden Femurcondylen ist dorsal kleiner als ventral.

Tibiakopf

Die beiden Tibiagelenkflächen sind ovalär geformt und werden von der
Eminentia intercondylica getrennt. Das mediale Plateau ist in beiden

Durchmessern größer als der laterale. In der Frontalebene sind beide
Gelenkflächen konkav. Sagittal erscheint die Mediale konkav, die Laterale leicht konkav gewölbt. Beide sind nach hinten geneigt (Retro-
version, ca. 4°) und aus der Mittelachse nach hinten versetzt (Retro-
position). Die Knochenbälkchen sind in einer subchondralen Schicht
horizontal ausgerichtet. Diese Schichtdicke ist medial höher als lateral. Unterhalb dieser Zone findet man eine vertikale Anordnung, medial dichter als lateral. Die Mitte des Tibiakopfes zeichnet sich
durch lockere, scherengitterartige Trabekelstruktur aus (DUPARC, FICAT
1960).

Die Kniegelenkflächen sind von einem ca. 4 mm dicken hyalinen Knorpel
überzogen. Er ist für Röntgenstrahlen durchlässig und läßt daher die
röntgenologische Gelenkhöhle weiter erscheinen, als ihrem anatomischen
Bau entspricht.

Menisci

Die fibrocartilaginösen Menisci verbessern die Kongruenz der artiku-
lierenden Flächen. Der innere Meniscus hat die Form eines C und ist
mit dem medialen Collateralband innig verwachsen. Der dickere und
breitere laterale Meniscus ist in der Form einem O vergleichbar; er
hat keine Verbindung zum Seitenband und ist daher beweglicher.

Kreuzbänder

Das vordere Kreuzband entspringt vom vorderen Anteil des Intercondy-
lenhöckers und inseriert in der Fossa intercondylica am lateralen
Femurcondylus. Es spannt sich sowohl in starker Beugung als auch in
Überstreckung des Kniegelenkes an und stabilisiert zusammen mit dem
medialen Seitenband vor allem die sogenannte Schlußrotation des Kniegelenkes bei voller Streckung.

Das hintere Kreuzband entspringt vom hinteren Anteil des Zwischenhök-
kermassivs und inseriert in der Fossa intercondylica am medialen Femurcondylus. Neben der Fesselung der Scherbewegungen durch beide Kreuzbänder dient es vor allem der Führung der Innendrehung des Tibiakopfes
gegenüber dem Femur während der Beugebewegung (SMILLIE, 1962).

Collateralbänder

Das innere Seitenband entspringt am medialen Epicondylus femoris und
inseriert breitgefächert am inneren Schienbeinkopf. Es ist fest mit
der Gelenkkapsel und dem Meniscus verbunden und die Bandführung wird
durch den Pes anserinus (Musculus gracilis, Musculus sartorius, Musculus semitendinosus) und den Musculus semimembranosus unterstützt.

Das äußere Seitenband zieht vom lateralen Epicondylus femoris zum Fibulaköpfchen. Es ist schwächer als das mediale, weist keine Verbindung
zum Meniscus auf und wird durch den Tractus iliotibialis und den Musculus biceps femoris verstärkt. Beide Bänder sind in der Streckphase
gespannt und in der Beugung erschlafft (BAUMGARTL, 1964; SMILLIE,
1962).

Muskulatur

Die Streck- und Beugemuskulatur übernimmt neben ihrer dynamischen Aufgabe wichtige Anteile der Kniestabilisierung. Ein kräftiger Quadriceps ist in der Lage, partielle Bandlockerungen zu kompensieren.

Statik und Funktion

Beim Erwachsenen weicht die Femurachse normalerweise von der Achse der Tibia um ca. 6° im Sinne des Valgus ab. Die mechanische Achse - vom Zentrum des Hüftkopfes zum Zentrum des oberen Sprunggelenkes - führt überwiegend durch den Mittelpunkt des Kniegelenkes und gewährleistet eine gleichmäßige Belastungsverteilung. Die Tragachsenverlagerung nach medial (Varus) bedeutet auf Grund der Hebelwirkung eine ungünstigere Belastungszunahme der inneren Gelenkabschnitte, als es umgekehrt für den verstärkten Valgus außen zu verzeichnen ist (MAQUET et al., 1967). Bei der Beugung des Kniegelenkes um die verschiedenen Krümmungsmittelpunkte der Femurcondylen - ihre Verbindungslinie wird Evolute genannt - tritt gleichzeitig eine Innendrehung der Tibia gegenüber dem Femur auf, und außerdem kommt es zu Anpassungsbewegungen, vor allem des lateralen Meniscus.

Ursachen der Tibiakopffraktur

Die Bedeutung der anatomischen Besonderheiten am Kniegelenk - Valgusposition, äußere Femurcondylenform und schwächere Trabekelstruktur des lateralen Tibiakopfes - spiegelt sich schon in der prozentualen Verteilung der lateralen und medialen Tibiakopffrakturen (Tabelle 1) und ermöglichen relativ leicht das Verständnis der lateralen Konsolenfraktur, die durch eine kombinierte axiale und valgisierende Kraft erzeugt werden kann.

Tabelle 1. Verteilung der Tibiakopffrakturen (%)

	ANGER 1968	ROBERTS 1968	THIELE 1968	ZIFKO 1969	HENKERT 1970	COUVOISIER 1973	RASMUSSEN 1973
	n=175	n=230	n=378	n=310	n=127	n=149	n=260
Lateraler Condylus	55%	62%	57%	67%	72%	55%	71%
Medialer Condylus	7%	14%	11%	5%	13%	14%	11%
Bikondyläre und andere Frakturen	38%	24 %	32%	28%	15%	31%	18%

Der laterale Femurcondylus keilt sich in das Tibiaplateau ein und führt zur lokalen Impression, zur Depression der ganzen Konsole oder zur zu-

sätzlichen Abspaltung des Tibiacondylus. Bleibt die Fibula intakt, so
sinkt das äußere Fragment wenig oder gar nicht ab (Abb. 1). Kommt es
bei größerer Gewalteinwirkung auch zur Fibulaköpfchenfraktur und/oder
gar zum Abriß des medialen Collateralbandes, so entstehen stärkere
Dislokationen. Dieser Unfallmechanismus wird als Stoßstangenverletzung
häufig bei Fußgängern angetroffen. Experimentelle Untersuchungen (HUL-
TEN, 1929; KENNEDY und BAILEY, 1968) haben den Vorrang der valgisie-
renden Kraft bei kombinierten Impressions-Spaltbrüchen bestätigt. Abhängig vom Beugegrad des Kniegelenkes liegen die Fragmente frontal,
zentral oder dorsal (THIELE, 1968; ANDREESEN, 1959). Reine laterale
Abspaltungen hat HULTEN durch Hyperextension erzeugt, und diese Frakturform wird gelegentlich beim unverhofften Tritt, beispielsweise vom
Bordstein oder in eine plötzliche Bodenvertiefung beobachtet.

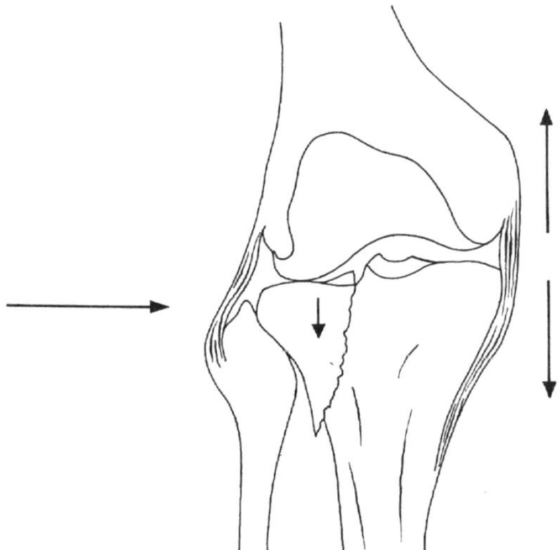

Abb. 1. Verletzungsmechanismus bei lateraler Tibiakopffraktur

Vordere Depressionen sind meist weniger abgesunken als mittlere und
hintere. Für diesen Umstand ist möglicherweise die Form der Fossa
intercondylica mitverantwortlich zu machen, die mit ihrem abgeflach-
ten vorderen Anteil in Streckstellung schon bei einer geringen Ein-
stauchung des lateralen Femurcondylus dem Zwischenhöckermassiv auf-
sitzt und dadurch ein tieferes Einsinken verhindert (RASMUSSEN, 1971).

Ohne äußere Krafteinwirkung kann es durch unkoordinierte Drehbewegun-
gen in Beugestellung des Kniegelenkes, d.h. bei entspannten Collate-
ralbändern, zur Verkantung der Oberschenkelrollen kommen. Die dabei
resultierenden Druckanstiege auf kleinster Fläche sind in der Lage,
Einstauchungen auch aus sogenannter "Gelegenheitsursache" herbeizuführen (GREINEMANN, 1970).

In Analogie zu den geschilderten lateralen Abduktionsfrakturen kann
es bei forcierter Adduktion in Verbindung mit größeren, axial wirkenden
Kräften zum medialen Schienbeinkopfbruch kommen (KENNEDY u. BAILEY,
1968; HIRSCH u. SULLIVAN, 1965). Auch hier wird in Abhängigkeit vom
Grad der Beugung eine vordere und hintere Fragmentlokalisation angenommen (THIELE, 1968). Medial handelt es sich überwiegend um Abspaltungen und Senkungen des ganzen Condylus (Abb. 2). Selten werden lokale Impressionen im medialen Plateau gefunden. Für bicondyläre Frakturen ist auf Grund klinischer (Sturz aus der Höhe) und experimenteller

Beobachtung die axial einwirkende Kraft als wichtigster Parameter
herausgestellt worden.

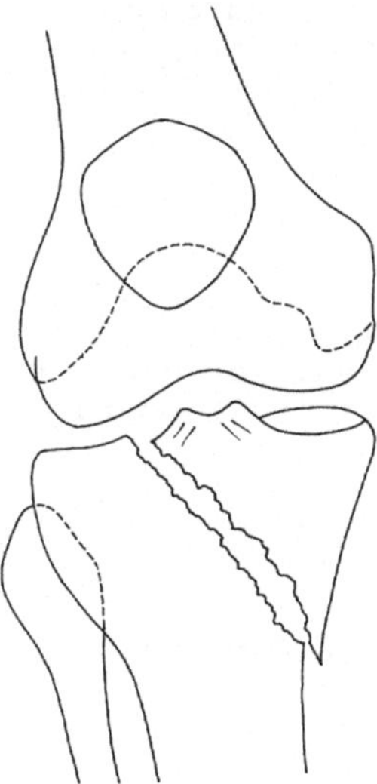

Abb. 2. Mediale Tibiakopffraktur

Betrachtet man eine Übersicht häufiger Ursachen der Tibiakopffrakturen
so treffen die geschilderten Grundmechanismen wohl am ehesten für die
Verletzungen bei Fußgängern und bei verschiedenartigen Sturzbewegun-
gen, auch beim Sport, zu (Tabelle 2).

Tabelle 2. Häufige Ursachen bei Tibiakopffrakturen

	HOHL/ LUCK 1956	THIELE 1968	RO- BERTS 1968	LUCHT PIL- GAARD 1971	WIL- HELM 1971	DOVEY HEER- FORD 1971	COUR- VOISIER 1973	EIGENE 1974	Gesamt- zahl
	n=726	n=378	n=230	n=107	n=170	n=200	n=129	n=98	n=2039
Fußgänger seitliche Schlag- wirkung	411	76	29	20	90	38	–	25	689
Verkehr Auto, Mo- torrad, Rad	74	118	60	49	41	82	81	30	525
Sturz auf der Ebene, Treppe aus der Höhe	191	157	99	–	40	67	21	35	630
Sport	50	4	42	4	–	13	7	1	121
Sonstige	–	23	–	24	–	–	20	7	74

Für die große Zahl der Verkehrsunfälle und wohl auch für den Sturz aus
größerer Höhe ist der Unfallmechanismus sicherlich so komplex, daß die
Hervorhebung einer überwiegend valgisierend oder axial wirkenden Kraft
rein spekulativ wäre. Direkte und indirekte Mechanismen sind dabei
kaum noch zu analysieren. Eine Einteilung der Tibiakopffrakturen, basierend auf den Unfallmechanismen, erscheint daher nicht sinnvoll.

Klassifizierung der Schienbeinkopfbrüche

Bei der Verschiedenartigkeit der Frakturformen am Tibiakopf ist bis
heute keine einheitliche Klassifizierung erreicht worden. Für die Schematisierung standen einerseits morphologische, andererseits topogra-
phisch-anatomische Gesichtspunkte im Vordergrund.

Die wohl ausführlichste Einteilung, vornehmlich ausgehend von der Er-
scheinungsform, wurde von THIELE in Anlehnung an ENDER an Hand von
378 Tibiakopffrakturen angegeben:

1. Mono-, bi- und infrakondyläre Frakturen ohne Randabbrüche und
   Randabrisse (18%)
   (5 Untergruppen).

2. Monokondyläre Depressionsbrüche (14,8%)
   (6 Untergruppen).

3. Monokondyläre Impressionsbrüche und Spaltbrüche mit Imprimat (37,8%)
   (4 Untergruppen).

4. Bikondyläre und infrakondyläre Frakturen (29,1%)
   (4 Untergruppen).

Im chirurgischen Alltag wird eine so detaillierte Klassifizierung
schwierig sein.

ROBERTS hält eine Basiseinteilung in:

1. Nicht dislocierte Frakturen,
2. Frakturen mit lokaler Kompression (lateral),
3. Dislocierte Frakturen

für völlig ausreichend und sieht darin die wesentlichen Merkmale der
Fraktur gekennzeichnet, die für therapeutische und prognostische Konsequenzen wichtig sind. Typ I und II bedingen in der Regel keine Instabilität des Gelenkes und werden von ihm auf Extensionsschienen früh
funktionell behandelt. Beim Typ III wird im Hinblick auf die resultierende Knieinstabilität eine operative Therapie bevorzugt.

HOHL und LUCK stellen ebenfalls eine einfache Einteilung vor, die
gleichzeitig als Richtschnur für die Therapie dienen kann:

1. Nicht dislocierte Frakturen
2. Dislocierte Frakturen
   a) Lokale Depression
        Zentrale Depression
        Spaltfraktur und Depression
   b) Totale Depression
   c) Spaltfraktur
   d) Trümmerbruch des proximalen Tibiaendes.

Die französische SCHULE (MERLE D'AUBIGNE u. MAZAS, 1960; DUPARC u.
FICAT, 1960; CHALNOT et al., 1964) unterscheidet anatomisch:

mediale,
laterale,

bikondyläre

Tibiakopffrakturen.

Morphologisch werden Spalt- und Impressions/Depressionsbrüche sowie deren Mischform abgegrenzt.

RASMUSSEN hat in Anlehnung an diese Einteilung zusätzlich eine Gliederung in vordere, hintere, zentrale und totale Kompressionsfrakturen des lateralen Tibiacondylus vorgenommen.

Eine Klassifizierung nach Form und anatomischem Ort der Tibiakopffraktur wurde von SCHAUWECKER und WELLER angegeben:

1. Unikondyläre Frakturen und Randabrisse
2. Bikondyläre Frakturen
3. Depressionsfrakturen
4. Subkondyläre Frakturen
5. Mischformen
6. Trümmerfrakturen.

Aus dieser Einteilung sollten vor allem Hinweise für mögliche Osteosynthesen gewonnen werden.

Die Bemühungen COURVOISIERs um eine vollständige und dennoch einfache Klassifizierung führten zu einer Schematisierung, die den anatomischen Formveränderungen bei Tibiakopffrakturen Rechnung trägt (Abb. 3 und 4):

1. Spaltungen
2. Impressionen
3. Mischformen (Spaltungen/Impressionen)
4. Y- und umgekehrte T-Frakturen
5. Randausrisse
6. Ausrisse der Eminentia intercondylica.

Diese einzelnen Frakturen wurden dann jeweils dem betroffenen Condylus zugeordnet.

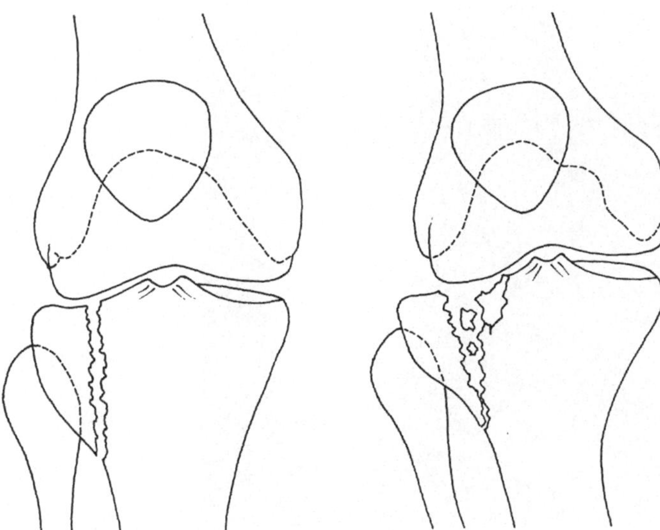

Abb. 3. Spaltfraktur und kombinierte Spalt-Impressionsfraktur

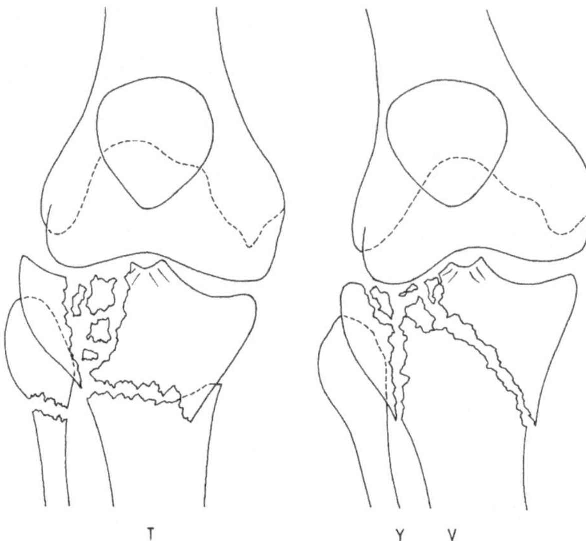

Abb. 4. *T- und Y- bzw. V-Fraktur des Tibiakopfes*

Trümmerbrüche dürften allerdings auch in dieses Schema schwerlich ein-
zuordnen sein (Abb. 5).

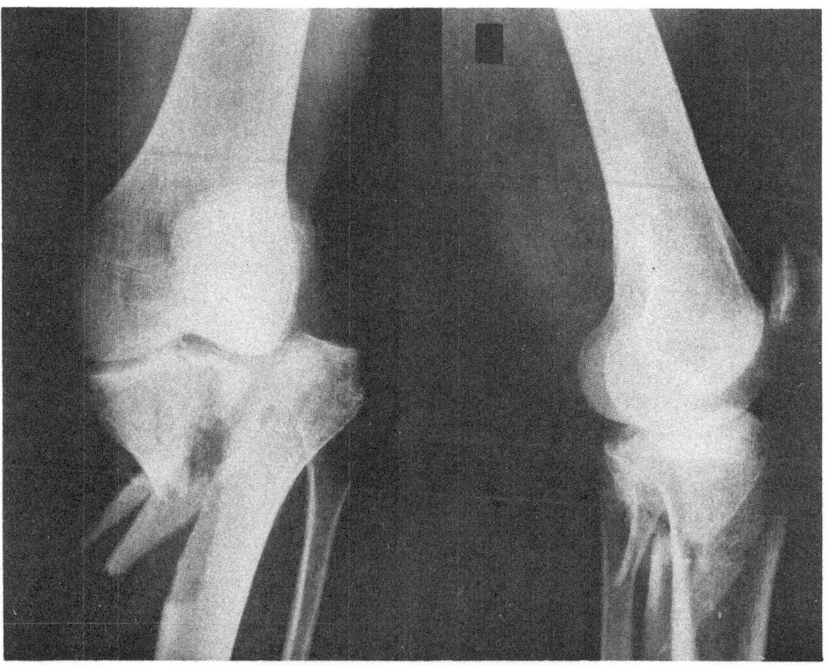

Abb. 5. *Trümmerfraktur des Tibiakopfes*

Zu ergänzen sind außerdem noch die seltenen Ausrißbrüche der Tuberositas tibiae, vorwiegend bei Jugendlichen, für die WATSON-JONES drei Erscheinungsformen angegeben hat (Abb. 6):

1. Abhebung der Tuberositas ohne Dislokation der proximalen Basis.
2. Kleiner, vollständiger Ausriß der Tuberositas ohne Beteiligung der Gelenkfläche.
3. Abriß der Tuberositas mit Beteiligung der Gelenkfläche.

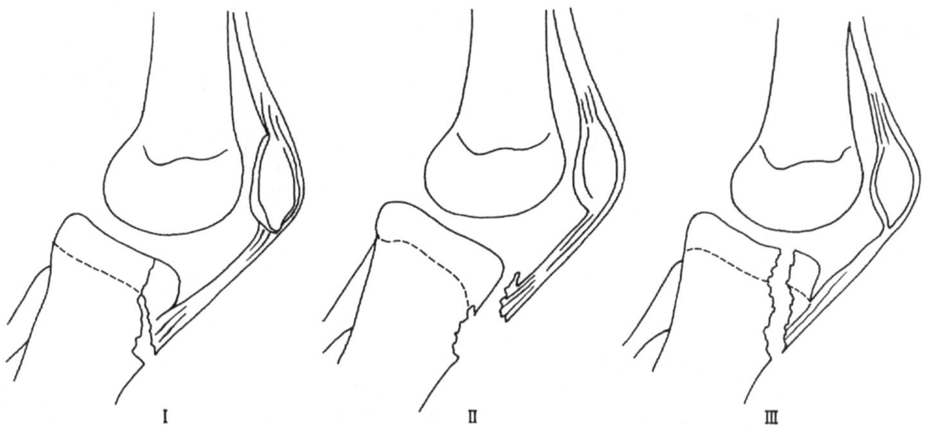

Abb. 6. Ausrißfrakturen der Tuberositas tibiae

Äußerst selten sind auch die Epiphysenfrakturen der proximalen Tibia. AITKEN beobachtete sie überwiegend bei Hyperextensionstraumen mit Dislokation des Schaftfragmentes nach dorsal und einer relativ hohen Schädigungsrate der Kniekehlengefäße. Es werden dabei drei Frakturtypen unterschieden (Abb. 7).

   I. Ausrißfraktur mit Epiphysenlösung und metaphysärem Fragment.
  II. Kompressionsfraktur mit Epiphysenlösung und epiphysärem Fragment.
III. Kompressionsfraktur mit Fraktur im epiphysären und metaphysären Fragment.

Die Epiphysenzerstörung ist beim Typ III am ausgeprägtesten, und entsprechend häufig sind Wachstumsstörungen nach derartigen Verletzungen zu erwarten.

Unabhängig vom Frakturtyp kann das Verhältnis der offenen zu den geschlossenen Frakturen etwa mit 1 : 20 angegeben werden (Tabelle 3).

Tabelle 3. Verteilung der offenen und geschlossenen Tibiakopffrakturen

	THIELE	DUPARC	COURVOISIER	ZIFKO	ROBERTS	EIGENE	Gesamtzahl
	n=378	n=159	n=149	n=310	n=230	n=98	
geschlossen	355	153	142	301	227	83	1261
offen	23	6	7	9	3	15	63

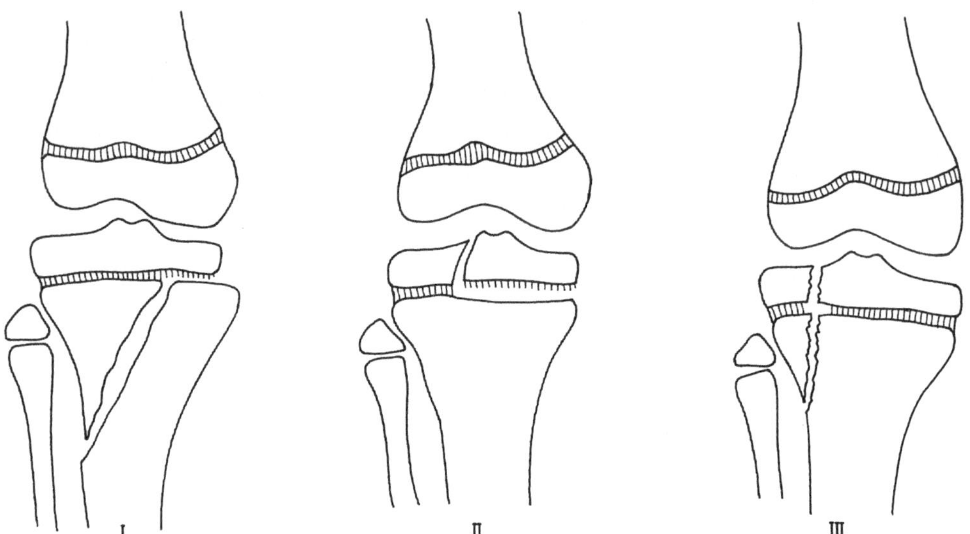

Abb. 7. Epiphysenverletzungen des Tibiakopfes

Begleitverletzungen

Unter den Begleitverletzungen des Tibiakopfbruches sollen nur die Strukturen berücksichtigt werden, die unmittelbar benachbart sind. Entfernt liegende Kombinationsverletzungen, Frakturen der Femurcondylen und der Patella werden außerachtgelassen.

Die Mitverletzungen betreffen:

1. Knochen (Fibulaköpfchen)
2. Kreuz- und Seitenbänder
3. Menisci
4. Nerven
5. Gefäße

Knöcherne Mitverletzungen

Die Fibulaköpfchenfraktur ist eine relativ häufige Begleitverletzung und wird in ca. 20% aller Tibiakopfbrüche beobachtet (DUPARC u. FICAT, 1960; THIELE, 1968; COUVOISIER, 1973). Bei THIELE waren es vor allem bi- und infrakondyläre, sowie monokondyläre Depressionsfrakturen, die eine solche zusätzliche Verletzung aufwiesen.

Kreuz- und Seitenbandverletzungen

Knöcherne Bandausrisse bei Kreuz- und Seitenbändern sind leicht erkennbar. Die Beurteilung interligamentärer Läsionen ist aber im Rahmen einer konservativen Therapie schwierig. Im Zweifelsfall wären gehal-

tene Aufnahmen in Narkose erforderlich. Durch solche Maßnahmen wird
aber eine zusätzliche Schädigung der Tibiakopffraktur riskiert. Be-
fürworter der konservativen Behandlung können daher keine sicheren Angaben über Bandverletzungen machen.

THIELE hat bei dieser Einschränkung unter 378 frischen Tibiakopffrakturen 10 mediale Bandzerreissungen festgestellt (9 x gehaltene Rönt-
gen-Aufnahmen, 1 x Operation). Ähnlich niedrige Quoten der Seitenband-
läsionen wurden von EISENBACH, PHAEHLER, ROBERTS, WILPPULA *et al.* und
COURVOISIER mitgeteilt.

Die Zahlen von WILPPULA und COURVOISIER basieren ausschließlich und
die von ROBERTS überwiegend auf Operationsbefunden (Tabelle 4).

Tabelle 4. Seitenbandrupturen bei Tibiakopffrakturen (Nachweis durch
Röntgen oder Operation)

	COURVOISIER	ROBERTS	WILPPULA
	n=67	n=100	n=91
medial	2	12	10
lateral	6	1	1

Allerdings geben FORSTER *et al.* (22% röntgenologisch und operativ nachgewiesen bei 90 Frakturen) sowie DUSTMANN und SCHULITZ wesentlich höhere Raten von Seitenbandverletzungen an, und SMILLIE ist der Meinung,
daß die Valgusfraktur des lateralen Condylus erst nach Ruptur des medialen Collateralbandes erfolgt. WILPPULA fand bei Nachuntersuchungen
außer den operativ nachgewiesenen Rissen eine Reihe von Bandinsuffi-
zienzen, die ursprünglich unerkannt blieben.

Für die klinisch imponierende Instabilität des Kniegelenkes bei frischen Tibiakopfbrüchen wird man in vielen Fällen die Fraktur selbst
und weniger häufig einen Begleitschaden der Seitenbänder verantwortlich machen können.

Interligamentäre Risse der Kreuzbänder bleiben noch leichter verborgen
als solche der Seitenbänder. Von der Bandführung und Funktion her sind
vordere Bandausrisse bei Überstreckungs- und Valgisationsmechanismen zu
erwarten. Hintere Kreuzbandrisse werden sich eher in Beugestellung ereignen. Die Zahl der operativ gesicherten Kreuzbandrisse, zum Teil kombiniert mit Seitenbandrissen, ist relativ klein (Tabelle 5).

Tabelle 5. Kreuzbandrisse bei Tibiakopffrakturen

Autor	Operativ behan- delte Frakturen	Kreuzbandrisse z.Teil kombi- niert mit Seitenbandrissen
WILPPULA	91	13
COURVOISIER	67	3
THIELE	38	2

Menisci

Auf Grund der anatomischen Form des lateralen Meniscus, der ca. 3/4 der
äußeren Gelenkfläche bedeckt, wäre eine hohe Zahl von Läsionen bei der
häufigen lateralen Condylenfraktur zu erwarten. Dieser Vorstellung entsprechen die Zahlen von NICOLET, der bei systematischen Arthrotomien
an 140 Fällen 90% Meniscusschädigungen finden konnte. 40% dieser Menisci waren zwischen die Frakturfragmente eingekeilt. Der mediale Meniscus war in 20% der Fälle und nur bei bikondylären Frakturen geschädigt.

Mit Ausnahme ENGELBRECHTs liegen die Angaben über Meniscusverletzungen
bei anderen Autoren wesentlich niedriger (Tabelle 6).

Tabelle 6. Meniscusverletzungen bei Tibiakopffrakturen

Autor	Zahl der Frakturen	Zahl der operativ behandelten Frakturen	Meniscusverletzungen bei operativen Frakturen in %
PFAEHLER	179	54	18,5
NICOLET	140	140	90 (außen) 20 (innen)
THIELE	378	38	16
ZIFKO	310	9	22
ENGELBRECHT	252	194	60-90
DUSTMANN	180	54	12,5-25
COURVOISIER	129	67	32,8

Die prozentuale Verteilung der Meniscusläsionen dürfte unter den konservativ behandelten Schienbeinkopfbrüchen ähnlich hoch liegen.

Nerven- und Gefäßverletzungen

In der Kniekehle sind Nerven und Gefäße gut geschützt und ihre Ver-
letzung bei Schienbeinkopfbrüchen wird selten beobachtet. Derartige
Läsionen ereignen sich allenfalls bei schweren Trümmerbrüchen nach
Quetschungen und größeren Fragmentdislokationen.

Durch die enge Nachbarschaft des Nervus peronaeus zum Wadenbein ist
dieser bei begleitenden Frakturen des Fibulaköpfchens stärker gefährdet. Trotzdem sind Peronaeusläsionen relativ selten und größtenteils
transitorisch. Ihre Häufigkeit wird mit 1-5% angegeben (WILHELM, 1971:
5%; THIELE, 1968: 2%; PFAEHLER, 1962: 1,7%; RASMUSSEN, 1973: 2,3%).

Noch seltener wird die Verletzung der Arteria poplitea in Begleitung
des Tibiakopfbruches beobachtet. Innerhalb von 6 Jahren fanden CONNOLLY
et al. unter 14 Frakturen, die zur Läsion der Arteria poplitea führten, einen Schienbeinkopfbruch, eine offene Kniegelenksluxation und
2 kombinierte Ober- und Unterschenkelfrakturen. Die übrigen Fälle betrafen den distalen Femur. Gefäßchirurgische Eingriffe waren bei 10 Pa-

tienten erfolgreich. 4mal kam es zur sekundären Amputation. THIELE berichtet von 7 arteriellen Durchblutungsstörungen bei 378 Schienbeinkopfbrüchen, wobei 4mal die Amputation erforderlich wurde.

Weitere Mitteilungen über die kombinierte Verletzung sind selten (PFAEHLER, 1962; COURVOISIER, 1973; POUYANNE, 1963; RASMUSSEN, 1973; DOVEY und HEERFORD, 1971).

Ursachen dieser ischiämischen Komplikation sind Zerreissungen und/oder Innenwandläsionen mit nachfolgender Thrombose.

<u>Literatur</u>

AITKEN, A.P., INGERSOLL, R.E.: Fractures of the Proximal Tibial Epiphyseal Cartilage. J. Bone Jt Surg. <u>38A</u>, 787 (1956).

ANDREESEN, R.: Schienbeinkopfbrüche und ihre Behandlung. Stuttgart: Enke 1955.

ANDREESEN, R.: Die Behandlung der Schiebeinkopfbrüche. Chir. Praxis <u>3</u>, 49 (1959).

ANGER, R., NAETT, R., WOLF, F., COPIN, G., BUCK, P.: Etude critique du traitement des fractures articulaires de l'extrémité supérieure du tibia. Rev. Chir. orthop. <u>54</u>, 259 (1968).

BAUMGARTL, F.: Das Kniegelenk. Berlin-Göttingen-Heidelberg-New York: Springer 1964.

CHALNOT, P., MICHON, J., VICHARD, Ph.: La place de l'intervention chirurgicale et de l'arthrotomie dans le traitement des fractures récentes des plateaux tibiaux. Ann. Med. Nancy <u>3</u>, 848 (1964).

CONNOLLY, J.F., WHITTAKER, D., WILLIAMS, E.: Femoral and Tibial Fractures Combined with Injuries to the Femoral or Popliteal Artery. J. Bone Jt Surg. <u>53A</u>, 56 (1971).

COURVOISIER, E.: Les fractures des plateaux tibiaux. AO-Bulletin, Genf 1973.

CUBBINS, W.R., CONLEY, A.H., SEIFFERT, G.S.: Fractures of the lateral tuberosity of the tibia with displacements of the lateral meniscus between the fragments. Surg. Gynec. Obstet. <u>48</u>, 106 (1929).

DOVEY, H., HEERFORD, J.: Tibial condyle fractures. Acta chir. scand. <u>137</u>, 521 (1971).

DUPARC, J., FICAT, P.: Fractures articulaires de l'extrémité supérieure du tibia. Rev. Chir. orthop. <u>46</u>, 399 (1960).

DUSTMANN, H.O., SCHULITZ, K.P.: Konservative oder operative Behandlung von Schienbeinkopfbrüchen. Z. Orthop. <u>111</u>, 160 (1973).

EISENBACH, J.: Spätergebnisse und Erfahrungen bei der konservativen und operativen Behandlung frischer Frakturen des Tibiakopfes. Bruns Beitr. klin. Chir. <u>215</u>, 148 (1967).

ENDER, J.: Zur Behandlung schwerer Schienbeinkopfbrüche. Unfallchir. <u>57</u>, 16 (1965).

FORSTER, E., MOLÉ, L., COBLENTZ, J.: Etude des lésions ligamentaires dans les fractures du plateau tibial. Nederl. T. Geneesk. 105, 2173 (1961).

GREINEMANN, H.: Schienbeinkopfbrüche aus scheinbarer "Gelegenheitsursache". Arch. orthop. Unfall-Chir. 68, 79 (1970).

HAND, W.L., HAND, C.R., DUNN, A.W.: Avulsion Fractures of the Tibial Tubercle. J. Bone Jt Surg. 53A, 1579 (1971).

HENKERT, K., BREWKA, N., WINTER, H.: Tibiakopffrakturen und ihre Behandlung. Beitr. Orthop. 17, 273 (1970).

HIRSCH, G., SULLIVAN, L.: Experimental knee-joints fractures. Acta orthop. scand. 36, 391 (1965).

HOHL, M., LUCK, J.V.: Fractures of the Tibial Condyle. J. Bone Jt Surg 38A, 1001 (1956).

HOHL, M.: Tibial Condylar Fractures. J. Bone Jt. Surg. 49A, 1455 (1967

HULTÈN, O.: Über die indirekten Brüche des Tibiakopfes. Acta chir. scand. 66, Suppl. 15 (1929).

JÄGER, M., GASTEIGER, W., WESELOH, G.: Die Tibiakopffraktur des alten Menschen, Bruchform, Therapie und Nachuntersuchungsergebnisse. Mschr. Unfallhk. 73, 228 (1970).

JUNGHANNS, H.: Die Brüche des knienahen Unterschenkelabschnittes (Schienbeinkopfbrüche). Langenbeck's Arch. Chir. 276, 242 (1953).

KENNEDY, J.C., BAILEY, W.H.: Experimental tibial-plateau fractures. J. Bone Jt Surg. 50A, 1522 (1968).

KUSS, B.: Zur Indikation und Technik der Osteosynthese von Schienbeinkopfbrüchen. Arch. orthop. Unfall-Chir. 61, 297 (1967).

LEWIN, Ph.: The Knee. Philadelphia: Lea and Febiger 1952.

LUCHT, U., PILGAARD, S.: Fractures of the tibial condyles. Acta orthop scand. 42, 366 (1971).

MARQUET, P., SIMONET, J., MARCHIN, P. de: Biomecanique du genou et gonarthrose. Rev. Chir. orthop. 53, 111 (1967).

MERLE d'AUBIGNÉ, R., MAZAS, F.: Formes anatomiques et traitement des fractures de l'extrémité supérieure du tibia. Rev. Chir. orthop. 46, 289 (1960).

MOORE, T.M., HARVEY, P.: Roentgenographic Measurement of Tibial-Platea Depression Due to Fracture. J. Bone Jt Surg. 56A, 155 (1974).

NICOLET, A.: Die Meniscusverletzung bei Tibiakopffrakturen. Langenbeck's Arch. Chir. 313, 544 (1965).

NYGA, W.: Tibiakopffrakturen. Behandlung - Ergebnisse. Chir. Praxis 14, 291 (1970).

PFAEHLER, E.: Zur Behandlung von Tibiakopfbrüchen auf Grund von 179 Fällen aus dem Krankengut der Schweizerischen Unfallversicherungsanstalt der Jahre 1950 - 1954. Z. Unfallmed. Berufskr. 55, 325 (1962).

POUYANNE, L.: Conséquences artérielles des fractures de l'extrémité supérieure du tibia. Bordeaux Chir. 2, 74 (1963).

RASMUSSEN, P.S.: A functional approach to evaluation and treatment of tibial condylar fractures. Göteborg: Elanders Boktryckeri Aktiebolag 1971.

ROBERTS, J.M.: Fractures of the Condyles of the Tibia. J. Bone Jt Surg. 50A, 1505 (1968).

SCHAUWECKER, F., WELLER, S.: Die operative Behandlung der Tibiakopf- und subcondylären Tibiafrakturen. Mschr. Unfallhk. 73, 114 (1970).

SMILLIE, J.: Injuries of the knee joint. London: 1962.

SONNTAG, O.: Über die Frakturen am oberen Ende der Tibia. Beitr. klin. Chir. 50, 430 (1906).

TANTON, J.: Fractures. Fractures du membre inférieur. Nouveau Traité de Chirurgie (Paris) 4, 2 (1916).

THIELE, K.: Schienbeinkopfbrüche, Bruchformen, Behandlung, Spätergeb- nisse bei 486 Fällen. Hefte Unfallhk. 95 (1968).

VITTALI, H.P., SCHELLMANN, W.D., KLEMM, K.: Behandlungsfehlschläge bei Tibiakopffrakturen. Mschr. Unfallhk. 77, 368 (1974).

WATSON-JONES, R.: Fractures and joint injuries. 4th ed. London: 1955, 800.

WEBER, B.G.: Epiphysenfugen-Verletzungen. Helv. chir. acta 31, 103 (1964).

WILHELM, K., RUEFF, F.L., BEDACHT, R.: Die operative Versorgung von Tibiakopffrakturen. Mschr. Unfallhk. 74, 153 (1971).

WILPPULA, E., BAKALIM, G.: Ligamentous tear concomitant with tibial condylar fracture. Acta orthop. scand. 43, 292 (1972).

ZIFKO, B., VLASICH, E.: Behandlung der Schienbeinkopfbrüche und ihre Ergebnisse. Arch. orthop. Unfall-Chir. 66, 297 (1969).

Tibiakopffrakturen

W. Spier und A. Rüter

Mißerfolge einer operativen Therapie von Tibiakopffrakturen, wie sekundäre Fehlstellungen und vor allem Infektionen, sprechen für eine funktionell-konservative Behandlung als Therapie der Wahl. Gute Spätergebnisse einer Operation aber lassen erkennen, daß die angewandte Methode den Ausschlag gibt und nicht die Tatsache allein, daß operiert wurde.

Das folgende Referat soll eine Übersicht geben über bewährte Verfahren, welche die AO zur Behandlung von Schienbeinkopfbrüchen empfiehlt und darüberhinaus einige Details aus der eigenen operativen Praxis anführen.

Die Frakturformen am Tibiakopf wurden bereits ausführlich erörtert.

Nach grundsätzlichen Überlegungen der Versorgung unterscheiden auch wir die undislocierte Condylenfraktur, verschiedene Formen der Eminentiaausrisse, die mono- und bikondylären Depressionsfrakturen der Condylen und Impressionsformen.

Der undislocierte Spaltbruch des Schienbeinkopfes kann konservativ behandelt werden, sofern gewährleistet ist, daß der Patient bis zum knöchernen Durchbau entlastet (Abb. 1a). Unter funktioneller Therapie vergehen 6-8 Wochen, bis die Fraktur belastbar ist. Größere Sicherheit bietet aber auch bei der Tibiakopffissur die Operation. Insbesondere beim Jugendlichen reichen hier Zugschrauben mit Unterlegscheiben zur Fixation aus (Abb. 1b). Größere Fragmente sind dabei stets an zwei oder mehr Fixationspunkten zu befestigen, um Rotationen des abgebrochenen Condylus zu vermeiden.

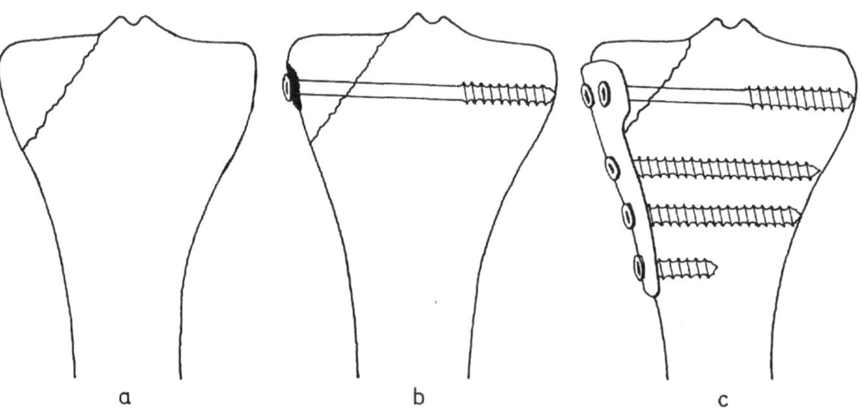

Abb. 1a, b u. c

Häufig können die Spongiosaschrauben transcutan eingesetzt werden. Bei übergewichtigen Erwachsenen halten wir die alleinige Schraubenfixation der undislocierten Fraktur für unzureichend, hier bewahrt nur die Ab-stützplatte vor sekundärer Verschiebung (Abb. 1c).

Während wir beim unverschobenen Spaltbruch nur eine relative Indikation zur Operation sehen, wird ein Eingriff zwingend, wenn sich ins Gelenk reichende Frakturen konservativ nicht zwanglos reponieren und retinieren lassen. Eine geschlossene Reposition stark verschobener Condylenfrakturen kann man stets nur unter erheblicher Belastung der Seitenbänder und Traumatisierung der Weichteile erzwingen. Sie ist deshalb der offenen Einrichtung unterlegen. Verschobene Ausrisse der Kreuzbandhöcker sind stets irreponibel und bedürfen immer einer offenen Reposition.

Ein kleines Fragment wird durch transossäre Drahtnaht reinseriert (Abb. 2). Ausrisse des vorderen Kreuzbandhöckers lassen sich manchmal durch eine Kleinfragmentenschraube fassen.

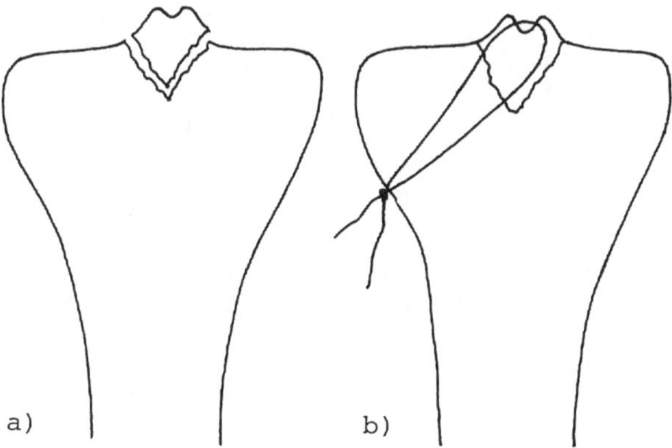

Abb. 2a u. b

Größere Fragmente können mit einer von distal nach proximal eingelegten Schraube nach dem Zugschraubenprinzip retiniert werden (Abb. 3).

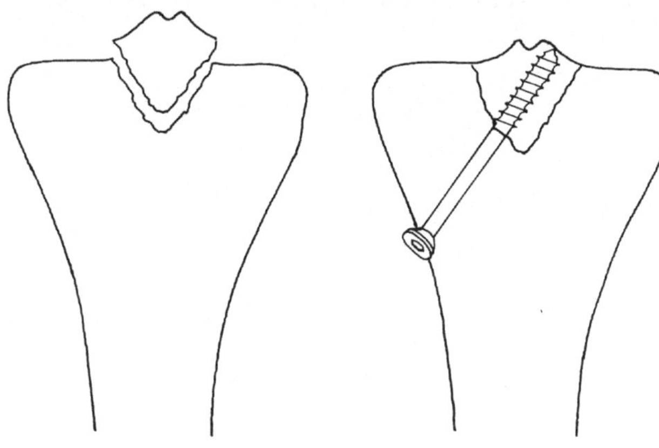

Abb. 3

Dislocierte monokondyläre Depressionsfrakturen kann man nach sorgfältiger Rekonstruktion der Gelenkfläche mit mindestens zwei Spongiosaschrauben versorgen. In jedem Falle sicherer aber ist die Anwendung einer T-Platte mit abstützender Wirkung. Wie stets im spongiösen Bereich, soll die Abstützplatte die dünne Corticalis unterfangen, um schleichend auftretende sekundäre Fehlstellungen zu vermeiden (Abb. 4).

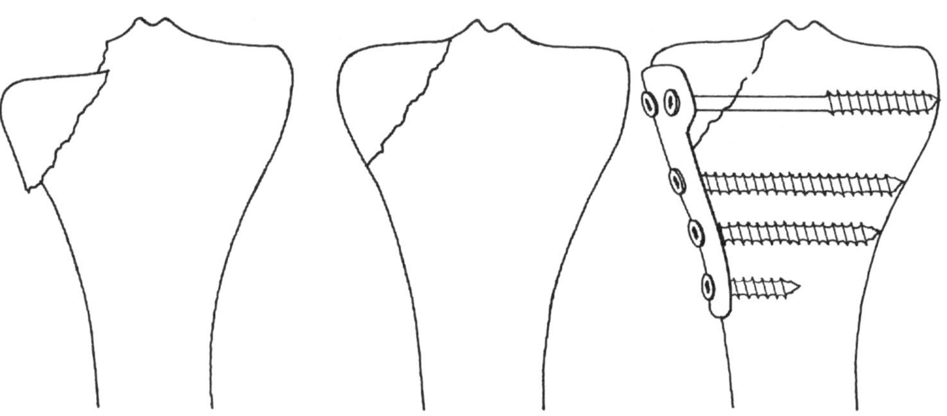

Abb. 4

Zur Fixation der T-Platte kann man zwei Möglichkeiten diskutieren: Entweder man befestigt zuerst das T-Stück der Platte am abgesprengten Fragment und drückt dann durch exzentrisches Besetzen des Schlitzloches das Bruchstück noch etwas nach oben, oder man besetzt zuerst das Schlitzloch, führt dann die Feinreposition aus, verschiebt die Platte bei Bedarf noch etwas und fixiert sie erst dann.

Beide Methoden liefern gute Ergebnisse, sofern die Reposition durch Einsicht ins Gelenk kontrolliert wird.

Bikondyläre Depressionen verlangen eine besonders sorgfältige Abstützung. Die Reposition erfordert breite Freilegung. Das Manual empfiehlt bei Trümmerbrüchen zur groben Reposition die Verwendung eines dicken Umschlingungsdrahtes. Zur Fixation braucht man meist zwei Abstützplatten (Abb. 5). Dabei ist es nicht immer möglich, die proximalen

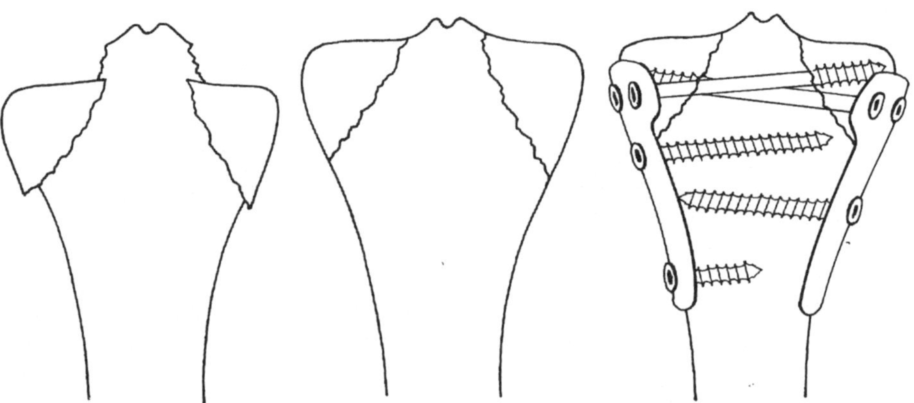

Abb. 5

Löcher der T-Platten mit Schrauben zu besetzen. Die beiden Platten können durch eine Schraube verbunden werden, welche mit einer Gegenmutter versehen ist.

Impressionsfrakturen bedürfen stets der Hebung und Unterfütterung.

Die biomechanische Struktur des Tibiakopfes läßt sich durchaus mit einer Brückenkonstruktion mit sicherndem Strebewerk vergleichen. Einbrüche der tragenden Strukturen schalten die Gebrauchsfähigkeit aus.

Die alleinige Wiederherstellung der Gleitfläche ist einer normalen täglichen Belastung nicht gewachsen, plötzlich oder schleichend werden sich erneut Einbrüche einstellen.

Erst ein tragfähiger Ersatz des Unterbaues läßt schließlich eine normale Belastbarkeit zu.

Die gezeigten Vorgänge aus der Technik lassen sich auf die Impressionsfraktur am Tibiakopf übertragen.

Durch massive Längsstauchung entsteht eine mehr oder weniger ausgeprägte Impression (Abb. 6a). Der erste operative Schritt besteht in einer stufenfreien Anhebung der Gelenkfläche (Abb. 6b). Durch Ausfüllen des entstandenen Defektes mit autologer Spongiosa wird die Unterfütterung der Gelenkfläche erreicht.

Nach Reposition des randständigen Fragmentes erfolgt die bewegungsstabile Abstützung mit einer T-Platte (Abb. 6c).

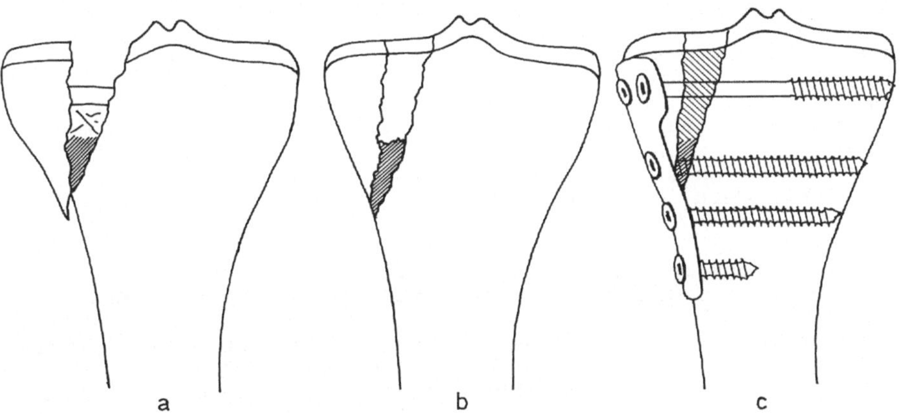

Abb. 6a, b u. c

Impressionen im hinteren Anteil des Tibiakopfes sind häufig nur durch Anlegen eines breiten Fensters in der Corticalis 5-6 cm distal der Gelenkfläche zugänglich. Mit einem Stößel wird das Imprimat unter direkter und röntgenolgischer Sicht gehoben und schließlich unterfüttert (Abb. 7).

Die erforderlichen großen Mengen Spongiosa gewinnt man am besten aus dem gleichseitigen Trochanter major, reichlich Spongiosa kann man auch aus dem hinteren Beckenkamm entnehmen. Nicht immer ist die wahre Ausdehnung der Impression gut sichtbar. Stets empfehlen sich daher Schichtaufnahmen im sagittalen Strahlengang, welche Überlagerungseffekte aus-

schalten und den Umfang der zu erwartenden Spongiosaplastik erkennen
lassen. Bei Bedarf kann man selbstverständlich die aufgezeigten Verfahren kombinieren.

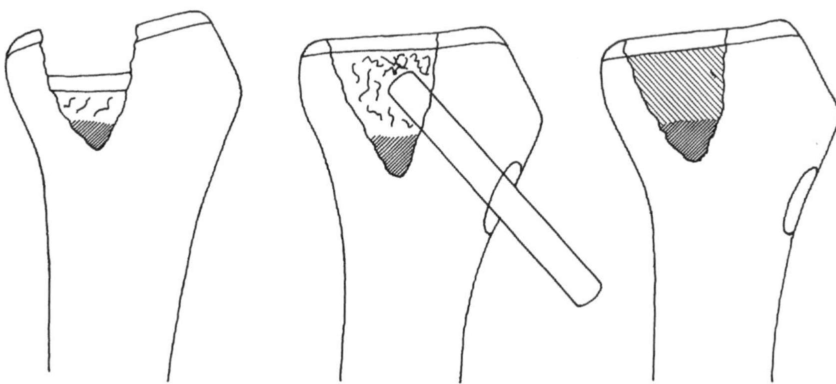

Abb. 7

Voraussetzung für größere Rekonstruktionen sind selbstverständlich
annehmbare Weichteilverhältnisse. Die Reposition erfordert breite
Freilegung, bei gequetschter Haut sollte daher mit dem Eingriff bis
zur Erholung gewartet werden. In allen anderen Fällen aber ist die
dislocierte Tibiakopffraktur eine Indikation zur Sofortoperation.

Manchmal wird es aus organisatorischen Gründen nicht möglich sein,
den Patienten direkt nach der Einlieferung zu operieren. Eine noch-
malige präoperative Weichteilkontrolle ist dann dringend angezeigt
und oft für das Ergebnis entscheidend. Ein Hämarthros sollte die Operation nicht verzögern, es entleert sich ja, sobald das Gelenk geöff-
net ist.

Kann man nicht sofort operieren, so entleeren wir den Erguß so bald
wie möglich am Ort der Wahl unter hochaseptischen Verhältnissen.

Ist die Fraktur fest verkeilt, können bereits präoperativ vorsichtige
aktive, unterstützende Bewegungsübungen angeordnet werden. Für den
Eingriff kann man meist eine pneumatische Blutsperre am Oberschenkel
anlegen.

Der Hautschnitt verläuft bogenförmig über den verletzten Condylus,
endet jedoch peripher stets lateral der Tibiakante (Abb. 8). Die Haut
sollte man dabei so wenig wie möglich von der darunterliegenden Fascie
ablösen.

Bei bikondylären Frakturen kann man einen lateralen Bogenschnitt mit
einem kurzen, weiter dorsal gelegenen, medialen Längsschnitt kombinieren (Abb. 9).

Gut bewährt hat sich ein becherförmiger Schnitt mit einem Winkel von
je 120° zwischen den drei Hautincisionen (Abb. 10).

Die Schnitte vereinigen sich nicht über der Tuberositas, sondern in
der Mitte zwischen Patellaspitze und Schienbeinrauhigkeit.

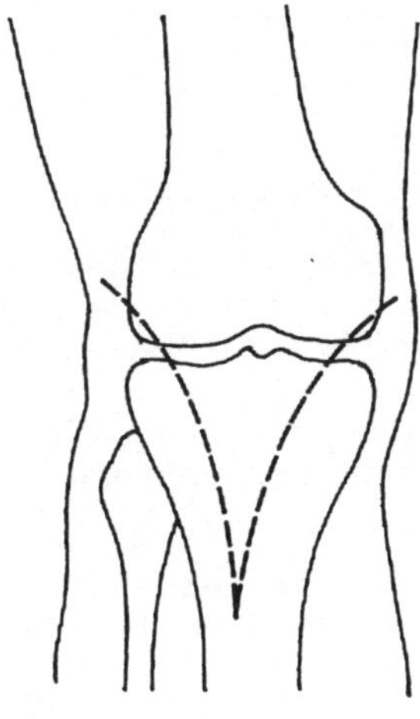

Abb. 8. Schnittführung bei monokondylären Frakturen

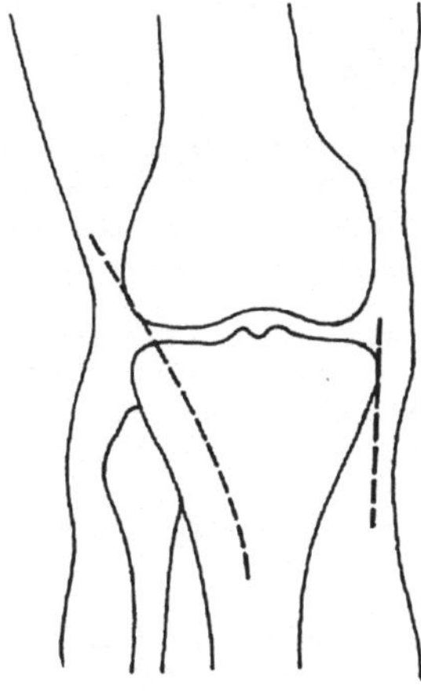

Abb. 9. Schnittführungen bei bikondylären Frakturen

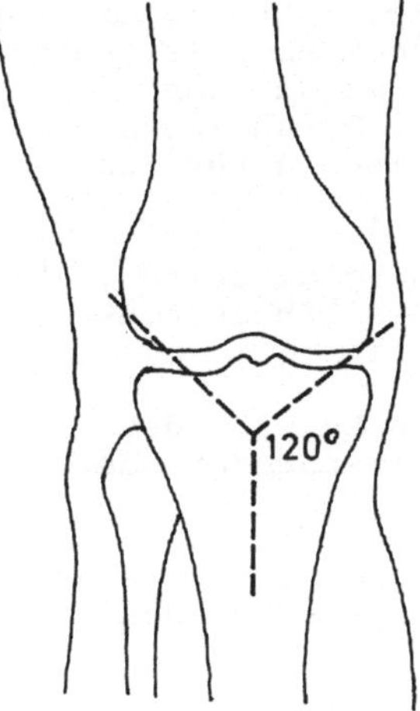

Abb. 10. Becherschnitt n. Allgöwer

Nie darf die Narbe über ein Metallimplantat zu liegen kommen. Deshalb sollte die Lage der Implantate möglichst schon vor dem Eingriff bestimmt werden.

Das Gelenk wird durch quere Kapselincision eröffnet. Man geht dabei stets unterhalb der Meniscen ein und reinseriert sie nach Abschluß der Osteosynthese wieder mit feinen Catgut-Nähten. Ausrisse der Eminentia erfordern oft das Ausmeißeln der Tuberositas, damit durch Hochklappen der Patellarsehne breiter Einblick ins Gelenk geschaffen werden kann.

Vor dem Wundverschluß legen wir ein intraarticuläres und ein subcutanes Redon-Drain ein. Ersteres muß unbedingt nach 12-24 Std entfernt werden, um Infektionen zu vermeiden.

Ein elastischer Kompressionsverband soll einen postoperativen Gelenkerguß unterdrücken, selbstverständlich ist das Bein auch distal davon zu wickeln. Ein Erguß muß notfalls abpunktiert werden. Ein nicht entleertes Hämarthros führt zu irreversiblen Knorpelschäden. Chronische Reizergüsse bedürfen eventuell mehrmaliger Punktion.

Eine Ruhigstellung auf einer Gipsschiene ist nur in den seltenen Fällen einer instabilen Osteosynthese nötig. Die Lagerung erfolgt gewöhnlich in einer Schaumgummischiene in ca. 60°-Beugung.

Postoperative Röntgenkontrollen dokumentieren, daß die Fraktur reponiert und die Gelenkfläche wiederhergestellt ist. Auch hier sind meist Schichtaufnahmen erforderlich, der Vergleich korrespondierender Schichten beweist die Hebung eines Imprimates.

Die funktionelle Nachbehandlung beginnt unmittelbar nach der Operation mit Spannungsübungen für die Oberschenkelmuskulatur. Der Patient steht unter Entlastung des verletzten Beines auf, sobald dies sein Allgemeinzustand erlaubt. Aktiv geführte Bewegungsübungen werden vorgenommen, sobald der akute Wundschmerz abgeklungen ist. Die Übung der aktiven Streckfunktion ist für die spätere Stabilisierung beim Gehen und Stehen besonders wichtig.

Da bei jedem schwereren Knietrauma Überdehnungen des Kapsel-Bandapparates zustande kommen, ist ein aktives Training der Oberschenkelmuskulatur dringendes Gebot. Auf der Knieinnenseite wird der muskuläre Innenzügel geübt, der aus den Muskeln des Pes anserinus besteht. Sartorius, Gracilis und Semitendinosus kräftigt man durch Schräg-nach-innen-oben-Heben des außenrotierten Beines bei gestrecktem Knie. Auf der Außenseite wird bei Nachgiebigkeit des lateralen Bandes der M. tensor fasciae latae und der M. biceps femoris geübt. Durch Muskeltraining kann man auch bei stärkerer Bandlockerung einen guten muskulären Halt im Kniegelenk erreichen.

Rupturen der Bänder sind bei Tibiakopffrakturen nicht ganz selten, obgleich theoretisch die Energie durch die Stauchung des Tibiakopfes verzehrt und der Bandapparat geschont werden sollte.

Im von MUGGLER untersuchten Krankengut lagen immerhin bei 35% der Schienbeinkopfbrüche Zerreißungen der Kreuz- oder Seitenbänder oder Ausrisse der knöchernen Ansätze vor.

Die Naht oder Reinsertion der Bänder erfordert eine postoperative Ruhigstellung, wobei sich das Anlegen eines Bewegungsgipses besonders bewährt hat.

In der letzten Zeit hat uns hier Light-Cast viel geholfen, da er Bewegungsübungen auch im Wasser erlaubt. Bei starrer Seitenbandführung ermöglicht er einen Bewegungsausschlag zwischen 20 und 60 Grad.

Wie wir im Experiment am Leichenbein sahen, sind Kreuz- und Seitenbänder zwischen diesen Winkelgraden entspannt und können nach der Naht mobilisiert werden.

Bei Verwendung von Light-Cast kann man auf einen Sohlenteil verzichten, ein Herunterrutschen des Verbandes kann durch einen Träger verhindert werden.

Die Dauer der Entlastung beträgt beim undislocierten Spaltbruch des Tibiakopfes sechs Wochen, beim dislocierten mono- oder bikondylären Depressionsbruch mit Abstützplatte 8-10 Wochen und bei der Impression mit Spongiosaunterfütterung 10-15 Wochen. Entscheidend ist der röntgenologisch nachweisbare knöcherne Durchbau.

Deformierungen des Schienbeinkopfes nach ungenügend rekonstruierter Tibiakopffraktur beeinträchtigen die Gleitvorgänge im Gelenkinneren und legen durch mangelnde Gelenkkongruenz und Fehlbelastung den Grundstein zu einer frühen Arthrose.

Man sollte daher stets eine frühzeitige operative Wiederherstellung des Gelenkplateaus und eine übungsstabile Fixation anstreben. Voraussetzungen sind allerdings intakte Weichteilverhältnisse und eine kritische Auswahl des Operationsverfahrens.

Spätergebnisse von 160 operativ versorgten Tibiakopffrakturen

E. Muggler, K. Hell, D. Huber, E. v. Laak, Th. Meier-Liehl, C. Müller, K. H. Müller,
K. Sauer, K. P. Schmit-Neuerburg, E. Thelen, H. G. Wahl und G. Zech

Im Rahmen einer AO-Sammelarbeit wurden die operativ versorgten Tibiakopffrakturen der letzten Jahre an verschiedenen Kliniken Deutschlands
und einer Schweizer Klinik zusammengestellt und zentral ausgewertet.
Die operative Versorgung sollte im Zeitpunkt der Nachkontrolle mindestens 12 Monate zurückliegen. Dieses Mindestintervall wurde gewählt,
damit sich postoperative arthrotische Veränderungen und funktionelle
Spätfolgen genügend deutlich abzeichnen. Die Arbeit soll Ausgangsba-
sis für eventuelle spätere Verlaufskontrollen sein.

Die Zusammenstellung erfaßt 160 von 185 operativ versorgten Frakturen
an den Kliniken von Basel, Hannover, Homburg, Krefeld, Tübingen und
Ulm und darf mit einer Vollständigkeit von 86,5% aller in der betreffenden Zeit an den betreffenden Kliniken operativ behandelten Tibiakopffrakturen als recht repräsentativ betrachtet werden (Tabelle 1).

Tabelle 1

Klinik	operierte Fälle	kontrollierte Fälle
Basel	69	50
Hannover	25	24
Homburg	8	8
Krefeld	29	28
Tübingen	13	13
Ulm	41	37
Total	185	160 = 86,5%

Die Einteilung der verwendeten Kontrollbogen in Spalt-, Depressions-
und Impressionsfrakturen wurde modifiziert ausgewertet, indem wir die
Spalt- und Depressionsbrüche zusammengefaßt und dafür eine aus verschiedenen Frakturtypen kombinierte Gruppe neu gebildet haben. Einerseits sind die Spalt und Depressionsbrüche dem gleichen Unfallmechanismus und Versorgungsprinzip zuzuordnen, andererseits scheinen die
komplexen Frakturen einer speziellen Aufarbeitung würdig (Tabelle 2).

Die Frakturverteilung auf die beiden Extremitäten und nach Geschlecht
ergibt ein Überwiegen des linken gegenüber dem rechten Bein von 57,5
zu 42,5%.

Die Geschlechtsverteilung beträgt 63,2 zu 36,8% zugunsten des männlichen Geschlechts. Die Diskrepanz bei der Geschlechtsverteilung ist auf
den deutlich höheren Anteil der Männer im Berufsleben zurückzuführen,
als Unfallursache dominieren Verkehrs- und Arbeitsunfälle eindeutig
(Abb. 1).

Tabelle 2

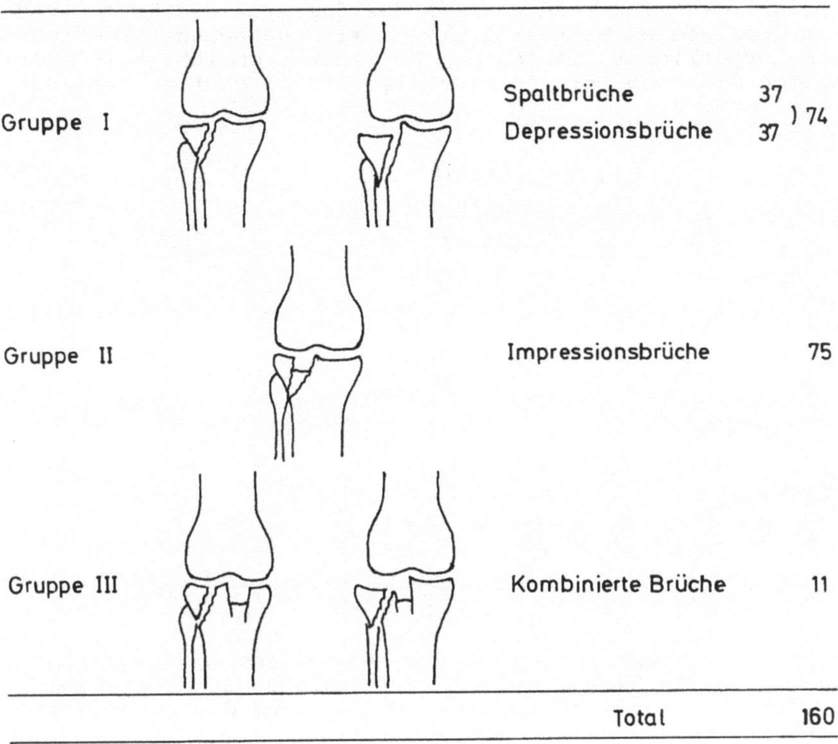

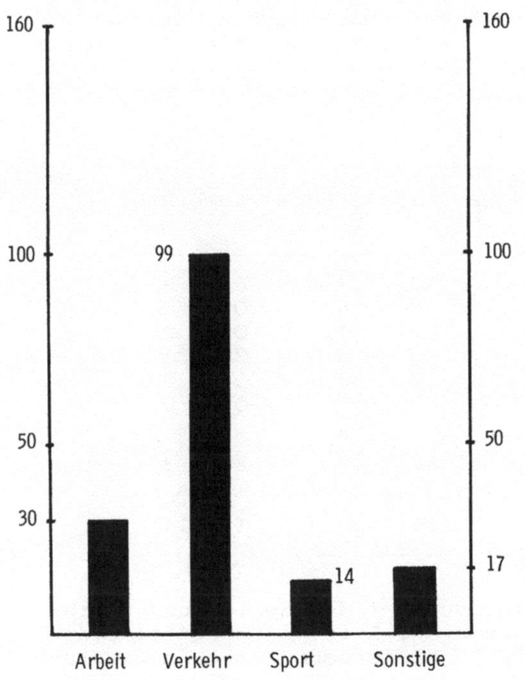

Abb. 1

Die Altersverteilung variiert in Bezug auf die verschiedenen Unfallquellen: Während im jugendlichen Alter erwartungsgemäß sich die Sport-
verletzungen finden, kulminiert die alles überfassende Glocke der Verkehrsunfälle im ergrauenden Mittelalter, und mit zunehmender Routine
und abnehmender körperlicher Fitness und Konzentrationsfähigkeit überwiegen schließlich die Arbeits- und Haushaltsunfälle eher in der zweiten Lebenshälfte (Abb. 2).

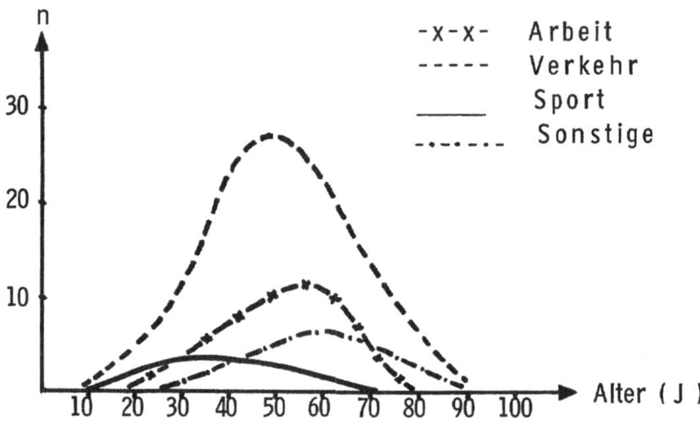

Abb. 2

Bei der Verteilung der Frakturen auf die verschiedenen Unfallquellen
dominieren die Verkehrsunfälle mit 62%, ihnen folgen die Arbeitsunfälle mit 19%, die sonstigen Unfälle mit 11%, während die Sportunfäl-
le mit 9% verhältnismäßig am seltensten sind.

Die differenzierte Aufschlüsselung nach den Frakturtypen, welche in
den einzelnen, wahllos in der Folge mit A bis F bezeichneten Kliniken
behandelt wurden, ergibt sich aus der Tabelle 3.

Tabelle 3

Klinik	n	Spaltbrüche		Depr.Brüche		Impr.Brüche		Komb.Brüche	
		m	b	m	b	m	b	m	b
A		11	0	7	0	10	1	6	2
B		10	0	2	2	10	4	0	0
C		1	4	8	8	2	1	0	0
D		3	0	1	1	5	0	2	1
E		0	0	5	0	2	1	0	0
F		6	2	3	0	33	6	0	0
Total	160	31	6	26	11	62	13	8	3
Gruppe		I:74		II:75				III:11	

In den meisten Kliniken überwiegt die Gruppe 1 der Spalt- und Depressionsbrüche, lediglich in den Kliniken F und A ist eine auffallende
Häufung von Impressionsfrakturen bzw. kombinierten Frakturen festzu-
stellen.

Bei der Zusammenstellung der geschlossenen und offenen Frakturen fiel auf, daß die Zahl der offenen Brüche verhältnismäßig gering war (8,8%), während bei den geschlossenen Frakturen in über 50% mehr oder weniger ausgeprägte Weichteilschädigungen vorlagen.

Tabelle 4 zeigt die Nebenverletzungen am Unfallknie bei den verschiedenen Frakturtypen.

Tabelle 4

Nebenverletzungen	S n=37	D 37	I 75	K 11	
Knorpeldefekt	0	4	20	0	24
Eminentia/Kreuzband	12	7	19	2	40
Innenmeniscus	1	5	2	0	8
Außenmeniscus	5	7	19	2	33
Innenband	1	4	4	0	9
Außenband	2	1	3	0	6
Lig. patellae	4	1	0	0	5
Peronaeus	1	1	2	0	4
Total	26	30	69	4	129

Bemerkenswert ist hier die Häufung von Knorpeldefekten, Eminentiaausrissen sowie Außenmeniscusverletzungen bei den Impressionsfrakturen sowie der Eminentia- oder Kreuzbandverletzungen bei den Spaltbrüchen. Der Außenmeniscus ist häufiger verletzt als der Innenmeniscus, analog der häufigeren Fraktur des lateralen Gelenkanteils. Insgesamt weist die Gruppe 2 (Impressionsfrakturen) mit 69 über 50% aller Nebenverletzungen auf.

Begleitverletzungen, welche nicht das geschädigte Kniegelenk betreffen, weisen vor allem die Patienten aus Verkehrsunfällen, weniger auch aus Arbeitsunfällen auf. Es überwiegen dabei vor allen anderen Frakturen und Luxationen, Schädelhirntraumen und Verletzungen des Schultergürtels und des Brustkorbes.

Offene Frakturen wurden in der Regel sofort versorgt. Lediglich polytraumatisierte Patienten, deren Allgemeinzustand einen Soforteingriff nicht zuließ, wurden später operiert (Tabelle 5).

Tabelle 5

Operative Versorgung		Sofortver- sorgung	Intervall
Offene Frakturen	14	8	1-15 d (6 Polytrauma)
Geschl. Frakturen	146		
Weichteile o.B.	66	25	1-20 d (41, davon 3 Polytr.)
Weichteile geschädigt	80	16	1-34 d (64, davon 6 Polytr.)
Total	160	49	111

Die geschlossenen Frakturen wurden je nach Klinikkapazität, Weichteilverhältnissen und anderen Verletzungen oder nach erfolglosem auswär-
tigem konservativen Therapieversuch zwischen O und 34 Tagen operativ
versorgt.

Der operative Zugang zum Frakturgebiet erfolgte überwiegend durch laterale, leicht gebogene Längsincision, 1/8 der Frakturen wurde durch
Y-Schnitt angegangen.

Tabelle 6 zeigt das verwendete Osteosynthesematerial in Abhängigkeit
vom Frakturtyp. Spickdrähte und Gewindebolzen wurden äußerst selten
angewandt; sie sind AO-Platten und -Schrauben gewichen. Ein einziges
Mal wurde ein Kieler Span verwendet. Spongiosa wurde vor allem bei
Impressions- und kombinierten Frakturen verwendet (Tabelle 7), wobei
die Spongiosa häufiger direkt als durch ein Fenster im Tibiakopf eingebracht wurde. Insgesamt wurde bei 86 Patienten (50%) Spongiosa verwendet.

Tabelle 6

Osteosynthese-material	S		D		I		K		
	m	b	m	b	m	b	m	b	
	n=31	6	26	11	62	13	8	3	160
Schrauben	23	1	12	O	20	1	3	O	60
Platte (-en)	4	2	6	5	24	4	2	O	47
Schr. u. Pl.	5	3	8	5	16	7	3	3	50
Spickdrähte	1	O	2	O	3	1	O	O	7
Gewindebolzen	O	O	O	O	2	O	O	O	2
Andere	O	O	O	O	1	O	O	O	1

Tabelle 7

Spongiosa	S		D		I		K		
	m	b	m	b	m	b	m	b	
	n=31	6	26	11	62	13	8	3	160
Direkt	O	2	6	4	28	3	2	2	47
Durch Fenster	1	1	2	3	23	7	2	O	39

Die Versorgung der Nebenverletzungen am geschädigten Knie geht aus
Tabelle 8 hervor. Bei den Impressionsfrakturen mußte der Meniscus viel
öfter entfernt werden, als bei den anderen Typen.

Die beiden nächsten Tabellen stellen dar, wie sich das Operationsergebnis dem Operateur während des Eingriffes (Tabelle 9) und bei der
Röntgenkontrolle (Tabelle 10) darbot.

Dem Operateur entstanden die meisten Schwierigkeiten offensichtlich
bei der Gruppe der Impressionsfrakturen; auffällig sind die zahlreichen
Residualstufen und Impressionen im Röntgenbefund, welche zum Teil auch
falsch negative Ergebnisse bei intraoperativ kongruenter Gelenkfläche
sein mögen.

Tabelle 8

Op. Versorgung der Nebenverletzungen	S	D	I	K	
	n=37	37	75	11	160
Meniscus med. excid.	O	4	2	O	6
reins.	1	1	O	O	2
Meniscus lat. excid.	2	3	13	O	18
reins.	2	4	6	2	14
Eminentia/Kreuzbandreins.	7	1	3	1	12
Bandnaht med.	1	3	3	O	7
lat.	1	O	2	1	4
Lig. patellae-Naht/Schr.	4	O	1	O	5

Tabelle 9

Op. Ergebnis unter Sicht	S		D		I		K		
	m	b	m	b	m	b	m	b	
	n=31	6	26	11	62	13	8	3	160
gut - anatomisch	30	6	22	8	48	7	4	O	125
mäßig	O	O	O	1	6	2	O	O	9
befriedigend	1	O	2	1	2	1	2	2	11
schlecht	O	O	O	O	1	2	O	O	3
Defekt	O	O	O	O	1	O	O	O	1
Stufe / Impr.	O	O	O	1	3	1	O	O	5

Tabelle 10

Postoperative Röntgenkontrolle	S		D		I		K		
	m	b	m	b	m	b	m	b	
	n=31	6	26	11	62	13	8	3	160
anatomisch	30	6	22	7	45	7	4	1	122
befriedigend	O	O	O	O	4	O	O	O	4
mäßig	O	O	O	O	O	O	O	O	O
Defekt	O	O	O	O	1	O	O	O	1
Stufe	1	O	2	3	10	4	4	1	25
Varus	1	O	1	1	O	2	1	1	7
Valgus	O	O	1	O	O	O	O	O	1
präop. Arthrose	O	O	O	O	3	O	O	O	3

Bei den postoperativen Komplikationen (Tabelle 11) überwiegen Wundhämatome und Hautnekrosen, vereinzelt traten Hämarthros, Nahtdehiscenz und Reizerguß auf.

Schwerere postoperative Komplikationen (Tabelle 12), welche zum Teil aus Komplikationen der leichteren Gruppe hervorgingen, traten als Infekt und postoperative Dislokation etwas seltener als iatrogene, evtl. auch lagerungsbedingte Peronaeuslähmung und als Immobilitätskomplikationen auf. Nur in Ausnahmefällen kam es zu einem Metallausriß und zu einem Sudeck.

Tabelle 11

Postoperative Komplikationen I	Gruppe I n=74		Gruppe II 75		Gruppe III 11		160
	geschl.	off.	geschl.	off.	geschl.	off.	
Wundhämatom	8	O	2	O	2	O	12
Hämarthros	2	O	O	O	O	O	2
Nahtdehiscenz	1	O	O	O	O	O	1
Hautnekrose	4	1	2	O	O	O	7
Reizergüsse	1	O	O	O	O	O	1

Tabelle 12

Postoperative Komplikationen II	Gruppe I n=74		Gruppe II 75		Gruppe III 11		160
	geschl.	off.	geschl.	off.	geschl.	off.	
Infekt	4	1	3	1	O	O	9
Stufe/Dislokation	2	1	6	O	O	O	9
Metallbruch/-Ausriß	1	O	O	O	O	O	1
Peronaeusläsion	3	O	2	1	O	O	6
Beweglichkeits- verlust	1	O	O	O	O	O	1
Thrombose / LE	3	O	3	O	1	O	7
Sudeck	1	O	O	O	O	O	1

In der postoperativen Behandlung wurde in der Regel auf eine Gipsfixation verzichtet, sofern eine Ruhigstellung nicht durch Bandplastik, instabile Osteosynthese, schlechte Weichteilverhältnisse oder Infekt indiziert war. Die relativ hohen Mittelwerte für den Beginn von aktiver und passiver Mobilisation (Tabelle 13) sind zum Teil auf die zurückhaltende Haltung einzelner Kliniken, zum anderen Teil auf die erwähnten Einschränkungen zurückzuführen, welche eine Frühbewegung verboten.

Tabelle 13

Postoperative Behandlung (Mittelwerte)		S	D	I	K
Schiene/ Lagerung	Tage	9	5	10	11
Gips	"	1	7	3	13
Aktive Mobili- sation	" (nach)	12	7	15	19
Passive Mobi- lisation	" (nach)	17	18	21	22

Die durchschnittliche Wiederbelastbarkeit variiert in den einzelnen Gruppen nicht sehr stark (Tabelle 14). Jede Tibiakopffraktur braucht offensichtlich 3-4 Monate, bis sie wieder voll belastbar ist.

Tabelle 14

Postoperative Behandlung	(Mittelwerte)	S	D	I	K
Teilbelastung nach ... d		62	75	78	82
Vollbelastung "		98	118	118	122
Krankenhaus-Aufenthalt	Tage	33	37	32	39
Behandlungs-dauer	Wochen	23	23	27	27
Wiedereintritt der Arbeits-fähigkeit	Wochen	29	30	34	30

Ebensowenig hatte der Frakturtyp einen wesentlichen Einfluß auf Krankenhausaufenthalt, Behandlungsdauer und Wiedereintritt der Arbeitsfähigkeit.

Für den postoperativen Zeitpunkt der Nachkontrolle wurden 12 Monate als Minimum angenommen. Im Mittel erfolgte die Nachkontrolle nach 31 Monaten.

Der subjektive Eindruck aus der Sicht des Patienten ist in Tabelle 15 wiedergegeben. Rund 55% der Patienten waren praktisch beschwerdefrei, 74% der Patienten waren entsprechend dem subjektiven Gesamteindruck mit dem Resultat der Operation zufrieden bis sehr zufrieden.

Tabelle 15

Nachkontrolle	n	subjekt. Beschwerden				subjekt. Gesamteindruck			
		Ø	leicht	mittel	stark	sehr gut	gut	mäßig	schlecht
Gruppe I	74	13	38	19	4	27	29	12	4
Gruppe II	75	11	22	22	9	31	23	16	4
Gruppe III	11	2	4	4	1	2	5	4	O
Total	160	26	64	45	14	60	57	32	8

Einen schlechten Gesamteindruck hatten von den 14 Patienten mit starken Beschwerden lediglich 8.

Bei der Befragung wurden die Auswirkungen von Nebenverletzungen und postoperativen Komplikationen nicht ausgeschlossen.

81% der Patienten war wieder im früheren Beruf tätig, manche jedoch davon nur teilweise.

10% der Patienten wechselten den Beruf. 13 Patienten sind altershalber oder aus anderen Gründen aus dem früheren Berufsleben zurückgetreten. 37 Patienten erhielten eine unfallbedingte Teilrente zugesprochen. Eine unfallbedingte Vollrente erhielt nur 1 Patient, welcher querschnittsgelähmt war.

Gangbild und Gehstrecke gehen aus Tabelle 16 hervor. 75% der Verletzten hatten einen freien, 25% einen hinkenden Gang. 88% gingen ohne, 12% mit Stockhilfe. Die Gehstrecke ergab in 46% einen Distanz von 5 km, in 54% eine Distanz unter 5 km. 25% der Verletzten hatten einen Gehstrecke von über 10 km.

Tabelle 16

Nachkontrolle	n	Gang frei	mit	ohne St.	hinkend	Gehstrecke (km) 0-1	1-5	5-10	10
Gruppe I	74	51	8	45	19	16	23	16	9
Gruppe II	75	57	4	55	16	7	19	13	25
Gruppe III	11	7	3	7	2	O	9	O	O
Total	160	115	15	107	37	23	51	29	34

Eine bedeutungslose Beinverkürzung von weniger als 1,5 cm hatten 10 Patienten, in 4 Fällen wurde eine stärkere Beinverkürzung von über 1,5 cm festgestellt. Eine Atrophie der Oberschenkel- und Unterschenkelmuskulatur lag in 58% bzw. 38% vor. Eine Knieschwellung bestand in 57%, eine Unterschenkelschwellung in 24% der Nachuntersuchten.

Bei der Funktionskontrolle wiesen 79% der Patienten keinen Streckausfall auf, 16% einen solchen von 5-10° und lediglich 5% einen Ausfall von über 10° (Tabelle 17).

Tabelle 17

Nachkontrolle	n	Streckausfall (Grad) 0	3	5	7,5	10	15	20	25 + <
Gruppe I	74	59	O	5	O	5	2	1	1
Gruppe II	75	57	O	8	1	6	1	O	O
Gruppe III	11	11							
Total	160	127	O	13	1	11	3	1	1

Rund 90% der Patienten konnten das Knie über 90° beugen, lediglich 7% wiesen eine ungenügende Beugefähigkeit von unter 90° auf (Tabelle 18).

Bei der radiologischen Nachkontrolle (Tabelle 19) fanden sich in 27% eine Gelenkstufe, in 18% eine Achsenabweichung, in 46% eine Arthrose. Demgegenüber steht das klinische Bild der praktischen Beschwerdefreiheit und des guten bis sehr guten Gesamteindruckes, welches in den entsprechenden Tabelle wiedergegeben ist.

Hier wird deutlich, daß ein radiologischer Gelenkbefund nicht immer auf das subjektive und funktionelle Befinden zurückschließen läßt.

Tabelle 18

Nachkontrolle	n	Beugung (Grad)							
		20	30-40	40-50	60-70	80-90	90-100	100	120
Gruppe I	74	1	1	1	1	O	5	18	46
Gruppe II	75	2	O	O	O	4	4	12	51
Gruppe III	11	O	O	O	O	1	1	2	7
Total	160	3	1	1	1	5	10	32	104

Tabelle 19

Nachkontrolle Röntgenbefund	Gruppe			
	I	II	III	
	n=74	75	11	160
Knöchern geheilt	73	73	11	157
Pseudarthrose	O	O	O	O
Gelenkstufe	9	29	5	43
Varus	7	1	2	10
Valgus	5	13	2	20
Antekurvation	O	O	O	O
Rekurvation	1	1	O	2
Arthrose	29	37	8	74

Sekundäroperationen waren selten und nur nach Komplikationen notwendig.
Zwei Fälle endeten mit einer Knieversteifung, der eine über einen postoperativen Infekt mit nachfolgender Arthrose, Schlittenprothese und
erneutem Infekt, der andere durch eine schwere sekundäre Arthrose.
Zwei Patienten bildeten als Spätkomplikation eine Spontanankylose aus,
der eine als Folge einer schweren vorgängigen Arthrose mit Mobilisa-
tionsschwierigkeiten, der andere bei einer durch den gleichen Unfall
hervorgerufenen Querschnittslähmung.

Spätkontrollen nach operativ behandelten Tibiakopffrakturen

K. Hell und C. Müller

Über die Frühresultate sowohl nach konservativer als auch nach operativer Behandlung von Tibiakopffrakturen ist schon öfters berichtet worden, jedoch wurden Spätkontrollen bis heute noch selten durchgeführt.

Wir haben es deshalb unternommen, 50 konsekutive Fälle von operierten Tibiakopffrakturen der Jahre 1967-1970 nachzuuntersuchen, die 3-6 Jahre postoperativ in Basel lebend noch erreichbar waren.

Es handelte sich dabei um 29 Männer und 21 Frauen mit einem Durchschnittsalter von 57,1 Jahren, wobei der jüngste Patient 25 und der älteste 80 Jahre alt waren. Die linke Seite war 30mal, die rechte 20mal betroffen.

Die Unfallursache geht aus Tabelle 1 hervor.

Tabelle 1. Unfallursache (50 Tibiakopffrakturen)

Verkehrsunfall	- als Autoinsasse	4
	- als Motorradfahrer	16
	- als Fußgänger	13
Arbeitsunfall		7
Sportunfall		5
anderes		5
Total		50

In 37 Fällen fand sich eine einseitige und in 4 Fällen eine doppelseitige Impressionsfraktur, und nur 9 Patienten zeigten einen reinen Spaltbruch (Tabelle 2).

Tabelle 2. Einteilung der Tibiakopffrakturen

einseitige Impressionsfrakturen	37
beidseitige Impressionsfrakturen	4
Spaltbrüche	9
Total	50

Die Osteosynthese wurde 22mal innerhalb Stunden nach dem Unfall notfallmäßig durchgeführt, u.a. auch bei den zwei offenen Frakturen dieser Serie (Tabelle 3).

Tabelle 3. Operationszeitpunkt

	n
notfallmässig innerhalb Stunden	22
innerhalb 1-7 Tagen	17
1 Woche	11
Total	50

Bei 42 Patienten war ein einseitiger Zugang ausreichend; in 8 Fällen
wurde eine Y-Incision mit weiter Eröffnung des Gelenkes nach Durch-
trennung des Ligamentum patellae nötig (Tabelle 4).

Tabelle 4. Operative Zugänge (50 Tibiakopffrakturen)

Mediale Incision	6
Laterale Incision	36
Y-Incision	8
Total	50

Insgesamt fanden sich intraoperativ die folgenden Zusatzverletzungen.
(Tabelle 5).

Tabelle 5. Zusätzliche Befunde bei Operation (50 Fälle von Tibiakopffrakturen

	Medial	Lateral
Meniscusläsion	1	15
Seitenbandläsion	3	1
Kreuzbandläsion	4	
Eminentiaausriß	16	
zusätzl. Knorpelläsion (bei insgesamt 28 der Fälle)	12	

Dabei ließen sich 9 der 16 verletzten Meniscen nicht erhalten.

Bei 36 Patienten mußte ein größerer Knochendefekt mittels Spongiosaplastik aufgefüllt werden.

Zur Osteosynthese wurde in 40 Fällen eine Abstützplatte und in 10 Fällen eine reine Verschraubung angewandt (Tabelle 6).

Die postoperativen Komplikationen sind in Tabelle 7 zusammengefaßt.

Bei der Spätkontrolle 35-75 Monate postoperativ waren 10 der 50 operierten Patienten vollkommen beschwerdefrei; 19 gaben gelegentlich,
12 häufige und 9 ständige Beschwerden im betroffenen Knie an.

14 Patienten hatten infolge des Unfalls Arbeit oder Beruf gewechselt,
und 13 Patienten war eine Invalidenrente zugesprochen worden.

Tabelle 6. Osteosynthese (50 Tibiakopffrakturen)

	n
T-Platte u. Schrauben	36
andere Platte u. Schrauben	4
Schrauben allein	10
zusätzlich Drahtnaht	5
zusätzlich Meniscektomie	9
Spongiosaplastik	36

Tabelle 7. Postoperative Komplikationen (50 Tibiakopffrakturen)

Wundhämatom	3
Wundinfekt	1
Thrombophlebitis	1
Lungenembolie	1
Cerebrovasculärer Insult	1
Total	7

36 der 50 Patienten bezeichneten das Spätresultat als gut bis sehr gut, 10 als mäßig und 4 als schlecht.

Objektiv zeigte sich noch bei 6 Patienten eine Schwellung im Frakturbereiche. Der einzige ehemalige Infekt war zwischenzeitlich jedoch folgenlos abgeheilt.

Die Kniegelenkfunktion war bei 30 Patienten seitengleich. In 18 Fällen zeigte sich ein leichter Flexionsausfall, der nur einmal mehr als 30° betrug (Tabelle 8). Bei 4 Patienten ließ sich ein Streckausfall zwischen 6 und 10° und bei 3 Patienten eine Bandinsuffizienz nachweisen.

Tabelle 8. Nachkontrolle (50 Tibiakopffrakturen)

Ausfall im Vergleich zur gesunden Seite	Flexion			Extension	
	$0-5^{\circ}$	$6-25^{\circ}$	25°	$0-5^{\circ}$	$6-10^{\circ}$
Spaltbrüche (n=9)	6	3	–	8	1
Einseitige Impressionsfrakturen (n=37)	23	12	2	34	3
Beidseitige Impressionsfrakturen (n=4)	1	2	1	4	–
Total	30	17	3	46	4

Bei 2 Patienten war das Kniegelenk zwischenzeitlich versteift, einmal durch Athrodese 2 1/2 Jahre nach dem Unfall und einmal spontan bei einer 80-jährigen Patientin infolge schwerster vorbestehender Arthrose.

Obgleich der Operateur ursprünglich nur in 12 Fällen das erreichte Repositionsresultat nicht als einwandfrei bezeichnet hatte, waren bei der Nachkontrolle bei 23 Patienten im Vergleich zur gesunden Seite röntge-

nologisch posttraumatische Veränderungen zu erkennen, darunter bei 8
der 9 Patienten mit Meniscektomie, ein Hinweis darauf, daß ein unver-
letzter Meniscus wenn irgendmöglich zu erhalten ist und daß ein unbe-
friedigendes Resultat bei ungenügender primärer Reposition mit großer
Wahrscheinlichkeit zu erwarten, aber auch bei scheinbar perfekter Operationstechnik nicht immer zu vermeiden ist.

Insgesamt waren also 72% der Patienten bei der Spätkontrolle mit dem
Resultat der operativen Behandlung sehr zufrieden. In 60% der Fälle
konnte eine volle Gelenksfunktion erhalten werden, wobei die günstig-
sten Ergebnisse sich erwartungsgemäß bei reinen Spaltbrüchen zeigten
(Tabelle 9).

Tabelle 9. Gesamtresultat (50 Tibiakopffrakturen: Nachkontrolle 3-6
Jahre postop.)

	n	einwand-freie operat. Repos.	subj. gut	seitengl. Funkt.	Rö:seitengleich (keine Stufe, keine posttrau-mat. Arthr.)
Spaltbrüche	9	8	7	6	6
einseitige Im-ressionsfrak-turen	37	29	27	23	21
Zerstörung beider Tibiaplateaus	4	1	2	1	-
Total	50	38	36	30	27

Der Vergleich der operativen mit der konservativen Behandlung von Tibiakopffrakturen sei nun Herrn COURVOISIER überlassen, der darüber
nachfolgend berichten wird.

Literatur

BÖHLER, L.: Die Technik der Knochenbruchbehandlung, 2. Bd., 2. T., 12-
13. dtsch. Aufl. Wien: Maudrich 1957.

COURVOISIER, E.: Les fractures des plateaux tibiaux. Bull. AO, Novem-
ber 1973.

HENKERT, K., BREWKA, N., WINTER, H.: Tibiakopffrakturen und ihre Behandlung. Beitr. Orthop. 17, 273 (1970).

JÄGER, M., GASTEIGER, W., WESELOH, G.: Die Tibiakopffraktur des alten
Menschen, Bruchform, Therapie und Nachuntersuchungsergebnis. Mschr.
Unfallheilk. 73, 228 (1970).

LEUTZ, W.: Ergebnisse der Behandlung von schweren Tibiakopfbrüchen mit
Spongiosafeder. Chirurg 27, 252 (1956).

MÜLLER, M.E., ALLGÖWER, M., WILLENEGGER, H.: Manual der Osteosynthese,
S. 170-181. Berlin-Heidelberg-New York: Springer 1969.

NYGA, W.: Tibiakopffrakturen, Behandlung - Ergebnisse. Chir. Praxis 14, 291 (1970).

RASMUSSEN, R.S., SØRENSEN, S.E.: Tibial condylar fractures: Non-operative treatment of lateral compression fractures without impairment of knee-joint stability. Injury 4, 255.

REICHMANN, J., KEITEL, R.: Die Frakturen des Tibiakopfes. Z. ärztl. Fortbild. 62, 17 (1968).

THIELE, K.: Schienbeinköpfe, Bruchformen, Behandlung, Spätergebnisse bei 486 Fällen. Hefte Unfallheilk. 95 (1968).

WEHNER, W.: Kniegelenkbrüche - Indikationen und Grenzen der konservativen Knochenbruchbehandlung. Zbl. Chir. 97, 1713 (1972).

WELLER, S., KÖHNLEIN, E.: Die Traumatologie des Kniegelenks, Diagnostik und Therapie. Stuttgart: Thieme 1962.

WILHELM, K., RUEFF, F.L., BEDACHT, R.: Die operative Versorgung von Tibiakopffrakturen. Mschr. Unfallheilk. 74, 153 (1971).

Die Behandlung der Tibiakopffrakturen

Vergleichende Ergebnisse (Operativ – Konservativ)

E. Courvoisier

Einleitung

Es ist eine wohl bekannte Tatsache, daß die Behandlung der Tibiakopffrakturen mit Hilfe verschiedener Techniken ausgeführt werden kann.
Mehrere Autoren ziehen die konservative Technik vor, und die unseres
Wissens am besten dargestellte Methode stammt aus der Schule Lyon (de
Mourgues, Chaix, usw.). Dieser Behandlungsart gegenüber steht die operative Behandlungsmethode, die vor allem dank der Gruppe der AO prä-
cisiert worden ist.

Schon 1965 haben wir uns im Rahmen der AO mit diesem Problem befaßt.
Jedoch, durch die guten Resultate beeindruckt, die von den Anhängern
der konservativen Methode veröffentlicht worden waren, haben wir uns
entschlossen, dieses Problem etwas näher zu studieren.

Die Arbeit wurde in der Orthopädischen Universitätsklinik Genf (Prof.
TAILLARD) persönlich und allein durchgeführt.

Indikationen und Techniken

Die Behandlungsindikationen sind bei uns verschieden.

Keine aktive Behandlung
Indikation: - Kleine Fraktur, keine Verschiebung der Fragmente, mini-
males Risiko einer Dislokation.

- Ältere Patienten mit wenig dislocierter Fraktur und schlechtem Allgemeinzustand.

Technik: Sofort Bewegungstherapie mit Physiotherapie.

Zugverband mit Bewegungstherapie
Indikation: - Schwere Trümmerbrüche, sofern eine Operation wenig Chan-
cen für eine gute Restitutio zeigt.

- Sehr schlechter Allgemeinzustand mit zu hohen Anaesthesierisiken
(polytraumatisierte Patienten, hirnverletzte Patienten, schwere con-
comitierende Krankheit wie Diabetes usw.).

Technik: Zugverband mit Steinmann-Nagel im Calcaneus. Untere Extremität auf einer Schiene gelagert, Knie in Streckstellung. Sofortige Bewegungstherapie aus dieser Lage mit Hilfe einer fähigen Physiothera-
peutin.

<u>Operative Behandlung mit innerer Knochenfixation</u>
Indikation: - Alle anderen Fälle.
Technik: Wie von der AO beschrieben.

<u>Methode</u>

Aus der Darstellung unserer Indikationen und Techniken geht hervor,
daß eine Nachkontrolle unserer Patienten eine Idee der Wirksamkeit der
verschiedenen Methoden geben wird.

Zwischen 1964 und 1971 wurden 186 Patienten mit Tibiakopffraktur ein-
gewiesen. Von diesen 186 Patienten konnten 129 nachkontrolliert werden.

Die übrigen Patienten, die nicht nachkontrolliert werden konnten, fol-
ten unserer Einladung aus folgenden Gründen nicht:

- 19 waren verstorben,
- 13 waren aus Genf weggezogen,
- 13 hatten ihre Adresse gewechselt und konnten nicht mehr erreicht
werden,
- 12 lehnten jegliche Nachuntersuchung ab (aus verschiedenen Gründen).

<u>Resultate</u>

Der Zufall zeigt, daß 62 Patienten (von 129) mit der konservativen
Methode und 67 mit der operativen Technik behandelt worden sind. Deshalb ist ein Vergleich relativ leicht möglich und relativ objektiv.

Die interessantesten Resultate können wir wie folgt darstellen:

<u>Spitalaufenthaltsdauer.</u> 67 operierte Patienten sind insgesamt während
592 Wochen im Spital geblieben, was ein Durchschnitt von 8,8 Wochen
pro Patient ergibt.

Dagegen sind die 62 konservativ behandelten Patienten während 657 Wochen hospitalisiert geblieben (Durchschnitt 10,6 Wochen pro Patient).

Die Aufenthaltsdauer der operierten Patienten kann etwas lang scheinen. Daß viele Patienten nach einer Operation die Physiotherapie im
Spital selbst durchführen wollen (aus Versicherungs- und sozialen Gründen), erklärt die Tatsache, daß diese Kategorie etwas länger als er-
wartet im Spital bleibt.

Es ist wahrscheinlich, daß, wenn unsere ambulante Reedukationsmöglich-
keiten besser wären, die meisten operierten Patienten nach ca. 3-4
Wochen aus dem Spital entlassen werden könnten.

Die Dauer des Spitalaufenthaltes der konservativ behandelten Patienten
(10,6 Wochen) entspricht der Dauer der Zugverbandbehandlung und kann
nicht verkürzt werden.

Zusammenfassend entstanden Komplikationen bei 4 von 62 konservativ
behandelten Patienten und 7 von 67 operativ behandelten Patienten. Die
2 Infekte konnten glücklicherweise ohne Versteifung mit Spühldraina-
gen und Antibiotica geheilt werden. In einem Fall war die Streckung
vollständig und die Biegung bis 90° möglich, im zweiten Fall war ein

Tabelle 1

Komplikationen	Behandlung	
	konservativ	operativ
Infektion	O	2
Venenentzündung	2	1
Lungenembolie	1	1
Verschiebung der Fraktur	1	2
Tod	O	O
Hämatom	O	1

Jahr nach der Behandlung die Streckung vollständig und die Biegung bis 130° möglich.

Subjektive Angaben der Patienten. Rund 1/3 der Patienten (22 nach operativer, 24 nach konservativer Behandlung) klagten zur Zeit der Nachkontrolle über Knieschmerzen (meist beim Gehen).

Bei jedem Frakturtypus klagt bei der Nachkontrolle 1 Patient von 3 über Schmerzen.

Aus unserer Arbeit geht hervor, daß im Hinblick auf Spätschmerzen keine der beiden Methoden besser ist.

Spätresultate
Die Spätresultate wurden nach:
- Subjektiven Angaben der Patienten,
- Stabilität,
- Beweglichkeit,
- Röntgen,
beurteilt.

Mit dieser Methode konnten wir eine gute Übersicht bei den Nachuntersuchungen erzielen. Jeder oben erwähnte Punkt wurde mit Wertpunkten nach folgendem Schema taxiert:

Tabelle 2

Resultate	Wertpunkte
sehr gut	4
gut	3
mäßig	2
ungenügend	2
sehr schlecht	O

A. Subjektive Angaben der Patienten

Dieser Aspekt ist für uns sehr wichtig und maßgebend:
Betrachtet der Patient selbst das Resultat als ungenügend, können wir

uns nicht zufrieden erklären, obwohl gute Ergebnisse hinsichtlich der
Stabilität, Beweglichkeit und des Röntgenbildes vorliegen.

Dazu ist noch beizufügen, daß der Patient allein fähig ist, seinen Zustand nach der Behandlung mit den vorherigen Verhältnissen vergleichen zu können. Jeder Patient wurde nach oben erwähntem Schema befragt
und folgende Antworten wurden uns gegeben:

Tabelle 3

Resultate (nach An-sicht der Patienten)	konservative Behandlung (Zahl der Patienten)	operative Behandlung (Zahl der Patienten)
sehr schlecht	O	O
ungenügend	4	5
mäßig	16	16
gut	21	23
sehr gut	20	23

Aus diesen Ergebnissen geht hervor, daß beide Behandlungsarten die
gleichen subjektiven Eindrücke seitens der Patienten ergeben. Weiter
ist zu erwähnen, daß unter den 20 sehr zufriedenen konservativ behandelten Patienten 12 wegen ihrer Frakturart so behandelt worden waren und deswegen als "gute Fälle" bezeichnet werden müssen.

B. Stabilität

Dieser Aspekt der Nachuntersuchung wurde nach dem gleichen Prinzip beurteilt. Jedoch ist die Beurteilung schwieriger, weil die persönliche
Meinung des Untersuchenden eine wichtige Rolle spielt. Eine Stabilität
wird als sehr gut bezeichnet, wenn sie seitengleich ist.

Bei guter Stabilität kann bei klinischer Untersuchung ein kleines
Wackeln festgestellt werden. Dieses ist jedoch ohne funktionelle Bedeutung, da der Patient es mit einer guten Muskulatur ohne weiteres
ausgleichen kann.

Eine mäßige Stabilität kann seitens der Patienten mit Hilfe der Muskulatur nicht vollständig kontrolliert werden.

Die Stabilität ist ungenügend, wenn das Gehen ohne Hilfe eines Stockes
unmöglich ist, sie ist aber sehr schlecht, wenn die Kniefunktion einer
ständigen Hilfe benötigt.

Die folgende Tabelle faßt die Resultate dieser Untersuchung zusammen:

Tabelle 4

Resultate	konservative Behandlung (Zahl der Patienten)	operative Behandlung (Zahl der Patienten)
sehr schlecht	2	O
ungenügend	4	4
mäßig	15	13
gut	19	26
sehr gut	18	24

Wenn der Vergleich zwischen den beiden Gruppen nicht signifikativ ist, zeigt er jedoch einen Tendenz für eine bessere Gesamtstabilität nach operativer Behandlung.

C. Beweglichkeit

Die Gesamtbeurteilung wurde nach den gleichen Kriterien ausgearbeitet. Sehr gut ist die Beweglichkeit, wenn sie seitengleich ist (für Streckung und Biegung).

Gut ist sie, wenn die Streckung vollständig ist und die Biegung einen Unterschied von nicht mehr als 10 cm zwischen Ferse und Gesäß gegenüber der gesunden Seite aufweist.

Mäßig ist die Beweglichkeit, wenn entweder die Streckung nicht vollständig ist oder die Biegung zwischen 15 und 30 cm Unterschied zwischen Ferse und Gesäß gegenüber der gesunden Seite aufweist.

Ungenügend bedeutet für uns eine unvollständige Streckung von 10° oder mehr, oder wenn die Biegung nicht 90° erreichen kann.

Sehr schlecht ist die Beweglichkeit, wenn das Knie fast steif ist.

Tabelle 5

Resultate	konservative Behandlung (Zahl der Patienten)	operative Behandlung (Zahl der Patienten)
sehr schlecht	3	3
ungenügend	2	4
mäßig	9	12
gut	20	19
sehr gut	24	29

Es scheint uns, daß die konservative Behandlung etwas öfters zu einer leicht besseren Beweglichkeit führt als das operative Verfahren.

D. Ergebnisse der Röntgenuntersuchungen

Zu diesem Punkt ist von neuem zu erwähnen, daß die persönliche Meinung des Untersuchenden eine große Rolle spielt.

Wir haben in der folgenden Tabelle unsere Resultate dargestellt:

Tabelle 6

Resultate	konservative Behandlung (Zahl der Patienten)	operative Behandlung (Zahl der Patienten)
sehr schlecht	1	0
ungenügend	9	7
mäßig	11	18
gut	15	26
sehr gut	11	13

Diese Ergebnisse sind leider unvollständig, da etwa 20 Patienten nicht geröntgt werden konnten.

Nach Ansicht dieser Tabelle kann festgestellt werden, daß je nach dem jede Methode zu schlechten Röntgenresultaten führen kann.

Gesamtergebnisse

Um einen generellen Eindruck der Resultate unserer verschiedenen Behandlungsarten erhalten zu können, haben wir die vier oben genannten erwähnten Punkte jedes Patienten kombiniert. Dank der Wertpunkte haben wir für jede Person eine Zahl erhalten.

Da aber der subjektive Eindruck, die Stabilität, die Beweglichkeit und das Röntgenbild nicht die gleiche Bedeutung für uns haben, werden Koeffizienten angewendet.

Bei der Nachkontrolle ist für uns der subjektive Eindruck der wichtigste Punkt. Wir vergrößern deshalb den Wertpunkt mit 4. Da die Stabilität etwas weniger wichtig ist, wurde der Wertpunkt mit 3 vergrössert. Dagegen ist die Beweglichkeit nicht maßgebend, ebenso wenig das Röntgenbild, beide wurde daher mit 2 vergrößert.

Sodann wurde für jeden Patienten der Gesamtwert wie folgt erzielt:

Wertpunkt betreffend:	Subjektiver Eindruck	x 4
	Stabilität	x 3
	Beweglichkeit	x 2
	Röntgenbild	x 2

Ein Patient, der in allen Beziehungen sehr gute Ergebnisse aufweist, bekommt also die folgenden Werte:

Subjektiver Eindruck	sehr gut	Wertpunkt	4 x 4 = 16
Stabilität	sehr gut	Wertpunkt	4 x 3 = 12
Beweglichkeit	sehr gut	Wertpunkt	4 x 2 = 8
Röntgenbild	sehr gut	Wertpunkt	4 x 2 = 8
		Total	44

Das Maximum (sehr gut in jeder Beziehung) beträgt 44.

Die Patienten konnten somit zwischen 0 (sehr schlecht in jeder Beziehung) und 44 Punkten eingegliedert werden.

Es ist leicht auszurechnen, daß die sehr schlechten und die ungenügenden Resultate zwischen 0 und 21 eingegliedert sind, die Mäßigen zwischen 22 und 32 und die Guten und sehr Guten (also die für uns befriedigenden Resultate) zwischen 33 und 44.

Die folgende Abb. 1 faßt diese Gesamtresultate zusammen und zeigt wie die verschiedenen Kategorien unterteilt sind.

Leider sind 15 konservativ und 3 operativ behandelte Fälle unvollständig, da wir für diese keine Röntgennachkontrolle machen konnten.

Es wird aber ersichtlich, daß das Verhältnis ziemlich gleich für alle 3 Kategorien ist.

Auf Abb. 2 wurden die Fälle nach den gesamten Resultaten eingereiht.

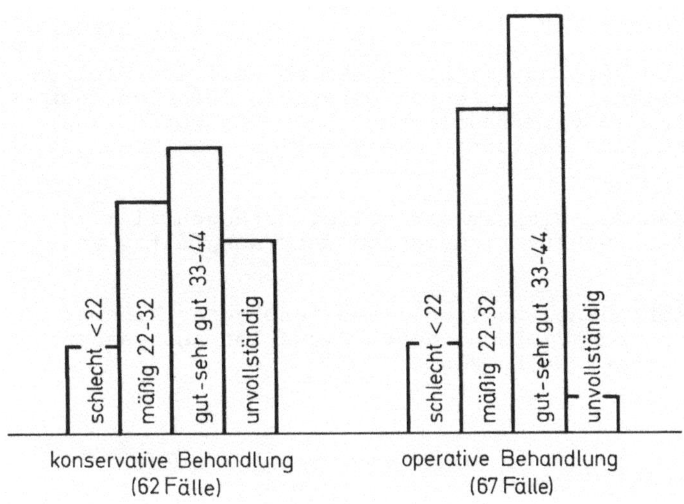

Abb. 1. Gesamtergebnisse nach konservativer und operativer Behandlung

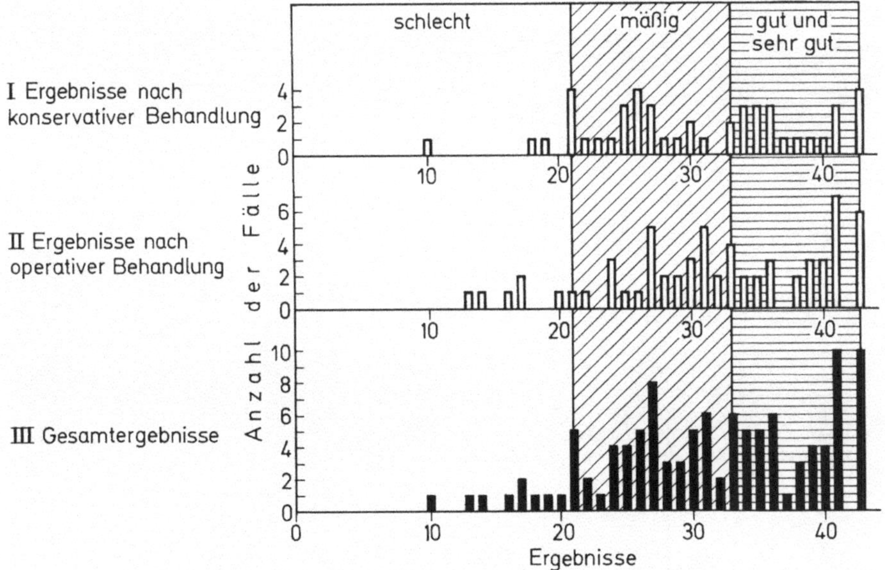

Abb. 2. Analyse der Gesamtergebnisse

Die Höhe der verschiedenen Kolonnen ergibt die Zahl der Fälle, die den gleichen Wert erreicht haben.

Schlußfolgerungen

Um einen besseren Eindruck bekommen zu können, hätten wir zum Beispiel alle unsere Fälle während 3 Jahren konservativ und während noch folgenden 3 Jahren operativ behandeln müssen.

Der Vergleich zwischen beiden Methoden wäre somit wertvoller geworden.

Wir können aber eine solche Methode nicht annehmen, weil das Ziel unserer Aktivität darin besteht, Patienten zu behandeln und nicht nur
wissenschaftliche Arbeiten zu veröffentlichen. Deswegen wurde, und
wird noch, für jeden einzelnen Patienten die günstigste Methode aus-
gewählt.

Die Resultate ergeben, daß die Wirksamkeit beider Methoden ziemlich
gleich ist, sofern die Ausgewählte richtig und sehr sorgfältig angewendet wird.

Man sollte also die verschiedenen Möglichkeiten sehr genau kennen; damit wird es möglich, sich jeder verschiedenen Situation anzupassen,
um dem Patienten am besten helfen zu können.

Literatur

COURVOISIER, E.: Les fractures des plateaux tibiaux. Bulletin AO,
Novembre 1973.

Diskussion und Empfehlungen (Leitung: C. Burri)

A. Rüter und C. Burri

Einteilung

Topographisch	Morphologisch
Monokondyläre Frakturen	Spaltbrüche
Bikondyläre Frakturen	Depressionsbrüche
	Impressionsbrüche
	Kombinierte Frakturformen

(Abbildungen s. Arbeit SPIER, S. 114)

Begleitverletzungen

Die Diagnose einer begleitenden Seitenbandverletzung ist präoperativ
nicht möglich, da die Impressions- oder Depressionsfraktur eines Condylus eine Aufklappbarkeit des gegenseitigen Gelenkspaltes vortäuscht.

Die Prüfung dieser Verletzungen hat nach Abschluß der Osteosynthese
bei wiederhergestelltem Tibiaplateau vor Verschluß der Weichteile zu
erfolgen.

Begleitende Verletzungen des vorderen Kreuzbandes stellen meistens
ossäre Ausrisse dar. Diese Form der Läsion ist radiologisch und klinisch leicht zu diagnostizieren und durch Wiedereinsetzen des Fragmentes zu sanieren.

Schwieriger zu erkennen und zu behandeln sind ligamentäre Verletzungen des hinteren Kreuzbandes. In der Diskussion kann keine Einigung
erzielt werden, ob diese - etwas mühsam - vom vorderen Zugang aus versorgt werden sollen oder besser später durch einen hinteren anzugehen
sind. Die Stabilität des hinteren Kreuzbandes wird durch den Schub-
ladenversuch am gestreckten Knie geprüft.

Meistens liegen jedoch kombinierte Bandverletzungen vor. Bei Läsion
eines medialen Seitenbandes gestaltet sich die Darstellung des hintern
Kreuzbandes einfacher, da sich das Knie entsprechend aufklappen läßt.
In diesen Fällen sollte das Kreuzband durch den vorderen Zugang primär
mitversorgt werden.

Die Häufigkeit schwerwiegender Meniscusschädigungen, die zur sofortigen Meniscektomie zwingen, ist sicher gering. Häufig ist dagegen der
Meniscus durch partielle Ablösung mitbetroffen. Diese Verletzungsform
erklärt auch die von NICOLET beschriebenen 90% der Meniscusverletzungen.

Längsrisse werden im Niveau des Risses reseziert. Generell soll man versuchen, den Meniscus wenn irgend möglich zu erhalten, wobei Ablösungen des Vorderhornes bis zum Seitenband hin reinseriert werden können. Hat der Unfall zu einer nicht vollständig erkannten Meniscusschädigung geführt oder treten im späteren Verlauf Degenerationszeichen auf, kann die Meniscektomie anläßlich der Metallentfernung nachgeholt werden.

Bei den in der Literatur beschriebenen Nervenverletzungen wird nicht in traumatische, operative oder Lagerungsschäden unterteilt. Gelegentlich wird eine Peronaeusläsion diagnostiziert, wobei es sich in Wahrheit um ein Tibialis-anticus-Syndrom handelt. Diese Differentialdiagnose ist wichtig, da die letztere Traumafolge eine sofortige Spaltung der Fascie erfordert. Zur Unterscheidung beider Verletzungen dient die Pulskontrolle, notfalls eine Angiographie.

Ebenso dürfen auch die Fälle einer Traktionsverletzung des Nervus peronaeus, bei der es oft zur Kompression des Nerven durch Hämatombildung kommt, nicht übersehen werden, da solche Hämatome ausgeräumt werden müssen.

In der Literatur sind Fälle einer kompletten Peronaeuszerreißung und Dislokation bei stumpfen Verletzungen im Kniegelenksbereich beschrieben.

In der Diskussion kann darüber keine Einigung erzielt werden, ob sich daraus die Notwendigkeit ableiten läßt, bei allen Fällen, in denen mit Sicherheit unmittelbar posttraumatisch eine Peronaeusschädigung diagnostiziert wurde, den Nerv am Fibulaköpfchen zu revidieren. Da die Revision die Gefahr sekundärer Schäden durch narbige Einscheidung insichbirgt, plädiert die Mehrzahl der Diskussionsteilnehmer dafür, bei einer Schädigung des Nervus peronaeus den Nerv nur in den Fällen zu revidieren, in denen ein direktes Trauma vorgelegen oder die Fraktur zu einer erheblichen Varisation geführt hat.

Von diesen Fällen abgesehen, sollte nach Ansicht der meisten Anwesenden mit etwaigen Peronaeusrevisionen zumindest 9-12 Monate zugewartet werden, da sich die meisten Läsionen spontan zurückbilden. Im Gegensatz hierzu wird von einigen Teilnehmern empfohlen, die Nervenrevision nach 6 Wochen durchzuführen, wenn sich anhand von EMG-Kontrollen herausstellt, daß eine totale oder partielle Läsion vorliegt. Der frühe Zeitpunkt wird von diesen Herren deswegen bevorzugt, da spätere Revisionen bei partiellen Läsionen wegen der starken intraneutralen Fibrose prognostisch wesentlich ungünstiger seien.

Wenn begleitende Gefäßschäden auch selten beschrieben sind, ist diese Verletzung doch während des Unfalls selbst oder durch weit dislocierte Fragmente möglich. Besonders gefährdet sind Epiphysiolysen des Tibiakopfes durch Hyperextension. Die bei jeder Fraktur obligate Prüfung der peripheren Pulse ist bei dieser Verletzung besonders wichtig. Der geringste Verdacht auf eine Gefäßschädigung stellt eine Indikation zur Angiographie dar, der Nachweis einer solchen bringt die Notwendigkeit einer unmittelbaren Revision.

Indikation zur Operation

Alle verschobenen Frakturen werden operiert. Auch unverschobene Spaltbrüche sollen nach Ansicht der Mehrzahl der Diskussionsteilnehmer operativ fixiert werden, da das Operationsrisiko minimal ist. Zwingt die

Weichteil- oder Allgemeinsituation des Patienten zum konservativen
Vorgehen, besteht dieses in Extension und gleichzeitiger Mobilisation.
Die Ruhigstellung im Gipsverband führt in den allermeisten Fällen zu
einer erheblichen Bewegungseinschränkung.

Schnittführung

Der Vorteil des 120°-Schnittes liegt in der Möglichkeit, ihn auf den
anderen Condylus zu erweitern. Danach sind allerdings Wundheilungsstörungen an der Spitze des proximalen Lappens nicht allzu selten.
Die Alternative besteht in einem leicht geschwungenen, weiter lateral
liegenden Zugang als erster Schritt. Wird es notwendig, auch die medialen Anteile des Tibiaplateaus darzustellen, ist dies dann von einer
gesonderten medio-dorsalen Incision aus möglich. Zwischen beiden Zu-
gängen bleibt ventral eine genügend breite Weichteilbrücke (Abb. 1).

Bei monokondylären medialen Frakturen bleibt der Hautschnitt auf der
Kante der Tibia, wenn man nur den Tibiakopf darstellen muß. Wird es
notwendig, die Tibia auch weiter distal einzusehen, kreuzt der Hautschnitt auf die Lateralseite des Schienbeines.

Bei gutem Knochen können Spaltbrüche allein durch Schrauben versorgt
werden. Um die Stabilität der reinen Schraubenosteosynthese zu erhöhen,
wird empfohlen, distal im horizontalen Bereich des Frakturspaltes eine
oder zwei Schrauben mit Unterlagscheibe einzusetzen (MAGERL, Abb. 2).
Die Unterlagscheibe verhindert, daß das Fragment seitlich ausweicht,
die Abstützung in der Corticalis verliert und abrutschen kann.

Bei der Anlage der Platte wird neben dem Standardverfahren ein Vorgehen empfohlen, bei dem zunächst die beiden oberen Schrauben eingesetzt
werden und durch Anziehen der Schraube im oberen Pol des Schlitzloches
eine geringe zusätzliche Hebung erreicht wird (Abb. 3). Die Platte
selbst soll etwas zu wenig gebogen sein, da dies eine bessere Kompression und sicherere Stabilität ergibt. Falls der Frakturtyp es nicht
anders erfordert, soll die Platte so angelegt werden, daß sie erst
ca. 2 cm unterhalb des Gelenkspaltes beginnt, da hier eine bessere
Weichteildeckung gewährleistet ist.

Zur Auffüllung des Defektes nach Anheben von Imprimaten eignet sich
am besten die aus dem Trochanter entnommene, autologe Spongiosa; einige Diskussionsteilnehmer verwenden zur Auffütterung der Defekte gelegentlich homologe. Hierbei muß allerdings in Kauf genommen werden,
daß die Um- und Einbauvorgänge bis zu 16 Wochen und mehr in Anspruch
nehmen. Die Verwendung frischer homologer Spongiosa aus Femurköpfen,
die bei Hüftprothesen in einem benachbarten Operationssaal anfällt,
stößt bei dem größten Teil der Diskussionsteilnehmer auf erhebliche
immunologische Vorbehalte.

Entschließt man sich, in seltensten Ausnahmen, beim alten Menschen
den Defekt mit Zement auszufüllen, so ist darauf zu achten, daß eine
genügend breite Spongiosabrücke zwischen Knorpel und Zement verbleibt.

Nachbehandlung

Lagerung auf Schiene mit Schaumstoffunterlage (Fibularis) in 50-60°
Beugung. Geführte aktive Bewegungsübungen ab dem 2.-3. Tag. Impres-

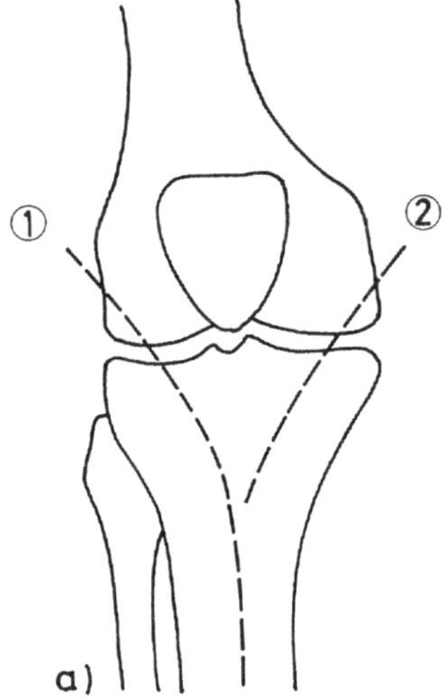
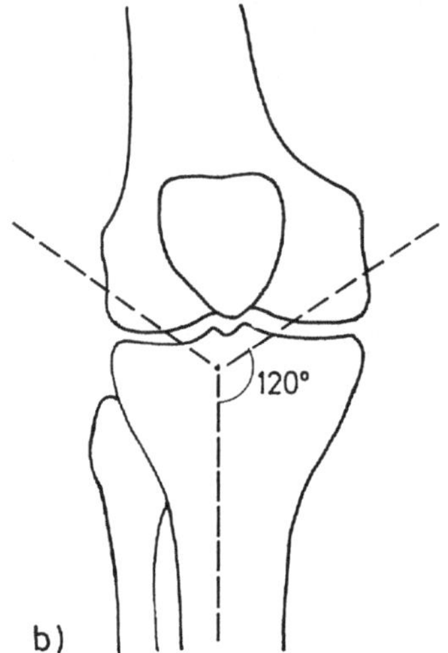

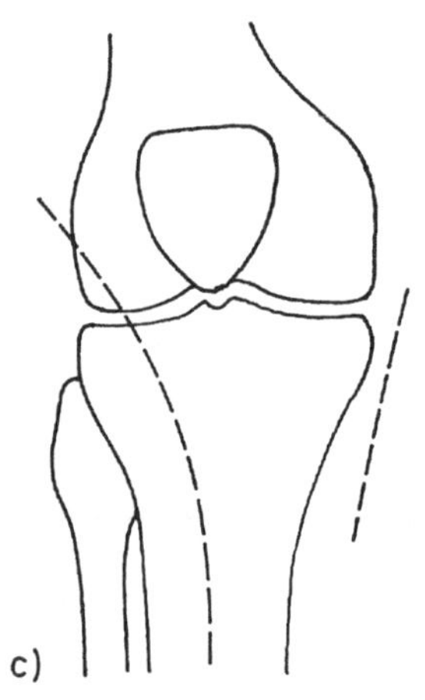

a) Monokondyläre Fraktur:

   Leicht bogenförmige Incision
   über dem jeweiligen Condylus

b) 120°-Incision für bikondyläre
   Frakturen

c) Modifikation für die Doppel-
   plattenosteosynthese bei
   bikondylärer Fraktur

Abb. 1a, b, c. Incisionen zur Osteosynthese der Tibiakopffraktur

sionsfrakturen müssen 10-16 Wochen entlastet werden. Befriedigt der
nach 8-10 Wochen erreicht Bewegungsausschlag nicht, so ist in seltenen Fällen die Indikation zu einer vorsichtigen Narkosemobilisation
gegeben. Meist liegen diesen Bewegungseinschränkungen Verklebungen
zwischen Kapsel und Tibia lateral zugrunde. Ein Teil der Diskutieren-
den lehnt jede Narkosemobilisation ab, da die Blutung aus den aufge-
rissenen Verklebungen nur zu neuen Narben führen würde. Alle Teilnehmer sind sich einig, daß es in den allermeisten Fällen jedoch besser ist, in dieser Situation zunächst einmal jede weitere krankengym-
nastische Behandlung zu unterlassen und einige Zeit abzuwarten. Meist
nimmt dann der Bewegungsumfang des Kniegelenkes "von allein" weiter
zu.

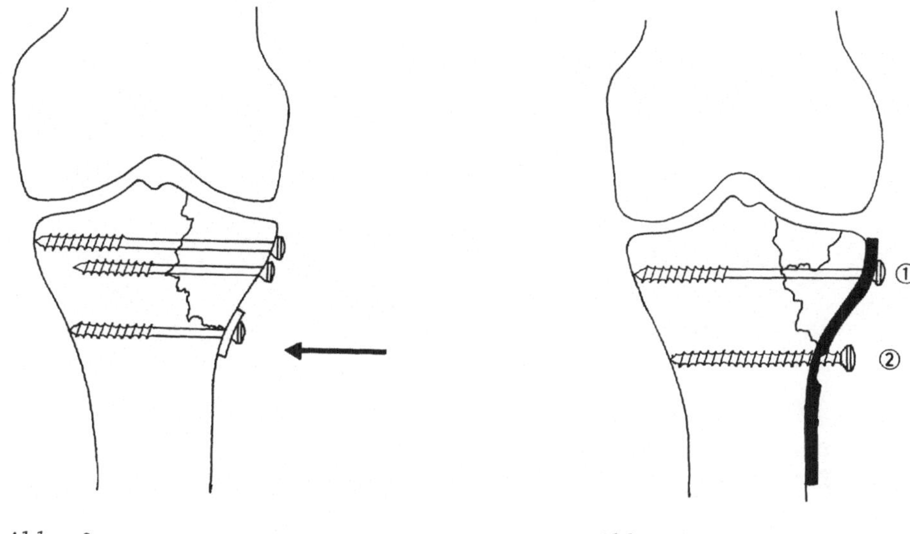

Abb. 2   Abb. 3

Abb. 2. Schraubenosteosynthese bei monokondylärer Depressionsfraktur.
St. Galler-Modifikation: Eine Spongiosaschraube mit Unterlagscheibe
wird an der distalen Frakturstelle eingebracht. Die Unterlagscheibe
übernimmt die Funktion der Abstützplatte

Abb. 3. Modifikation der Plattenosteosynthese am Tibiakopf.
(1) Nach Adaptation der T-Platte Einlegen der beiden proximalen
Spongiosaschrauben, die die Fraktur retinieren und komprimieren.
(2) Als zweiter Schritt wird eine Corticalisschraube exzentrisch proximal ins Schlitzloch eingebracht, was zu einer leichten Anhebung des
frakturierten Condylus führt.